Strube · Becker-Capeller

Abwechslungsreiche Diät für Rheumatiker

Helga Strube
Dr. med. Detlef Becker-Capeller

Abwechslungsreiche Diät für Rheumatiker

Unter Mitarbeit von
Maria Ballach und René Schulte

TRIAS

Die Deutsche Bibliothek – CIP-Einheitsaufnahme
Strube, Helga:
Abwechslungsreiche Diät für Rheumatiker / Helga Strube;
Detlef Becker-Capeller. – Stuttgart : TRIAS, 1998
(TRIAS abwechslungsreiche Diät)

Redaktion: Ulrike Rathjen
Research: Karolina Stuhec, Heike Böckmann
Foodredaktion: Maria Ballach, René Schulte
Korrektur: Karl Beer, Andrew Leslie
Umschlaggestaltung: Cyclus · D+P Loenicker, Stuttgart
Fotos: Umschlag vorne: Pfisterer (Ludwigsburg), Umschlag hinten: Ketchum, Foodaufnahmen: Waldmann (23), Adam (2)
Konzeption und Produktion: WZ Media, Stuttgart
Reproduktion: Konzept-Verlag, Stuttgart
Druck: Westermann Druck, Zwickau

Die Gerichte wurden im „Bossinger“ (Stuttgart) gekocht und fotografiert.
Die Tabellen auf S. 136–137 basieren auf Daten der DGE, die Tabellen auf S. 138–140 auf Daten des GU-Kompasses Nährwerte.

ISBN 3–89373–425-2

Leserservice

Wenn Sie Fragen oder Anregungen
zu diesem Buch haben, schreiben Sie uns!
TRIAS Verlag
Postfach 30 11 20, D-70451 Stuttgart

Zu diesem Buch

In den vergangenen 20 Jahren haben wir in der Diagnostik und Therapie rheumatischer Erkrankungen einen großen Schritt nach vorne gemacht. Wir wissen zunehmend mehr über die Entstehung rheumatischer Erkrankungen. Wir kennen die komplexen Abläufe auf molekularer Ebene, die bei rheumatischen Erkrankungen immunologische Prozesse auslösen und die entzündliche Reaktion hervorrufen, die zu den stark beeinträchtigenden Gelenkschmerzen führt.

Durch diese Kenntnisse ist es uns gelungen, neue, effektive und möglichst nebenwirkungsarme, Medikamente einzusetzen. Gleichzeitig sind Netzwerke entstanden, um den Rheumakranken umfassend zu betreuen. Hier sind vor allem interdisziplinäre Einrichtungen, die aus Physiotherapeuten, Krankengymnasten, Ergotherapeuten und Psychologen bestehen, genannt, die dem Rheumakranken helfen, seine frühere Mobilität wiederzugewinnen oder zumindest die bestehenden Funktionsdefizite und Schmerzen zu lindern.

Weiter sind Rheumazentren entstanden, in denen Universitätskliniken mit Fachkliniken und Rehabilitationseinrichtungen zusammenarbeiten. Anfang der 80er Jahre ist in Deutschland sogar die Qualifikation „Facharzt für Rheumatologie“ eingeführt worden, sodass auch die rheumatologische Grundversorgung in den letzten Jahren sich zunehmend verbessert hat und es kaum noch weiße Flecke auf der Landkarte gibt, auf denen kein internistischer oder orthopädischer Rheumatologe zur Patientenversorgung zur Verfügung steht. In so genannten Rheumaschulen (z. B. für chronische Polyarthritis, für Krankheiten aus dem Formenkreis des Morbus Bechterew oder für weichteilrheumatische Syndromenkomplexe) werden die Kranken geschult, können mit ihrer oft chronisch verlaufenden Erkrankung besser umgehen und werden zu Partnern der sie behandelnden Ärzte.

Als diese Schulmodelle entwickelt wurden, befragte man Patienten in einer Untersuchung, welche Themen sie in Patientenseminaren besonders interessieren würden. Dabei stellte sich heraus, dass neben der Frage nach den Wirkungen, Erfolgsaussichten und vor allem Nebenwirkungen von Medikamenten die Ernährung an oberster Stelle stand – weit vor der Frage nach Operationen, nach der Wirkungsweise von Kortison oder nach psychologischen Hilfen. Diese Tatsache unterstreicht unsere jahrelange Erfahrung bei der Betreuung von Rheumapatienten, die, mit der Diagnose konfrontiert, fragen, wie sie selbst ihre Ernährung umstellen können.

Früher konnte diese Frage von den behandelnden Ärzten nur unbefriedigend beantwortet werden. Es war üblich, dass eine Vielzahl von Diätvorschlägen genannt wurden, bei der eine Hausfrau, die für ihre Familie kocht, in der praktischen Durchführung dieser Diätvorschriftnen kapitulieren musste.

Der Ratschlag, sich vegetarisch oder gar vegan – das heißt auch auf Milchprodukte zu verzichten – zu ernähren, ist oft nicht nur undurchführbar, sondern sogar gefährlich, bedenkt man allein die Tatsache, wie oft entzündliche Rheumatiker an einer Osteoporose leiden, die gerade mit kalziumreichen Milchprodukten am besten behandelt werden kann.

Wie eingangs erwähnt, hat sich in den letzten Jahren in der Erforschung rheumatologischer Erkrankungen gezeigt, dass bestimmte Stoffwechselboten die immunologische Reaktion steuern, die zur entzündlichen Reaktion führt. Diese Botenstoffe, und dies ist das Faszinierende an diesen Forschungsergebnissen, können auch durch bestimmte Nahrungsmittel gehemmt werden! Damit ergeben sich erstmals auch wissenschaftlich begründete Möglichkeiten auf ernährungstherapeutischem Wege rheumatische Erkrankungen zu bessern. Wir wissen, dass nicht die Diät alleine den Patienten heilen kann. Wir wissen jetzt aber auch, dass die Ernährung einen nicht unerheblichen Faktor darstellt, der es uns ermöglicht, unseren Patienten weit effektiver zu helfen oder in ihrer chronischen Erkrankung zu begleiten, als dies früher möglich war.

Helga Strube
Dr. med. Detlef Becker-Capeller

Entzündlich-rheumatische Erkrankungen

Der Entzündungsprozess bei rheumatischen Erkrankungen kann nur deshalb funktionieren, weil bestimmte Botenstoffe auf molekularer Ebene die entzündliche Reaktion unterstützen und am Leben erhalten. Diese entzündungsauslösenden Stoffe heißen: Eicosanoide. Zu den wichtigsten Vertretern dieser Substanzengruppe gehören die Prostaglandine, die Leukotriene sowie das Thromboxan. Diese Stoffe heißen deswegen Eicosanoide, weil sie aus 20 Kohlenstoffatomen zusammengesetzt sind und 20 auf Griechisch Eicosa heißt.

Wie entstehen Eicosanoide?

Diese Stoffe werden von Säugetieren aus der Arachidonsäure gebildet, einer Fettsäure, die auch beim Menschen zunächst aus einer anderen mehrfach ungesättigten Fettsäure gebildet wird. Diese aus körpereigener Linolsäure gebildete, entzündungsunterstützende Arachidonsäure ist aber nur der geringste Teil dieser aggressiven Fettsäure. Den Hauptanteil bildet diejenige Arachidonsäure, die wir aus der Nahrung zu uns nehmen. Das Besondere dabei ist, dass wir aus pflanzlicher Nahrung keine Arachidonsäure aufnehmen können, sondern nur aus tierischer Nahrung, da ausschließlich tierische Zellen die Fähigkeit haben, über enzymatische Strukturen aus Linolsäure Arachidonsäure aufzubauen. Das heißt, dass wir Arachidonsäure ausschließlich mit tierischer Nahrung aufnehmen können, nicht jedoch mit pflanzlicher. Will man nun die Menge an Arachidonsäure im Körper reduzieren, so heißt dies, möglichst auf tierische Nahrung zu verzichten und der pflanzlichen Nahrung den Vorzug zu geben.

Eine andere Möglichkeit, die entzündungsunterstützenden Botenstoffe – die Eicosanoide – zu hemmen, ist die, dem Körper Omega-3-Fettsäuren zuzuführen.

Dies ist ein weiterer wichtiger ernährungstherapeutischer Ansatz zur Besserung entzündlich rheumatischer Erkrankungen: Eine der wichtigsten Omega-3-Fettsäuren ist die so genannte Eicosapentaensäure, besser bekannt als Fischölfettsäure. Diese Substanz ist in der Lage, die Stoffwechselprodukte der Arachidonsäure zu hemmen. Dieser Prozess braucht allerdings Zeit.

Um Energie zu gewinnen, werden die Eicosapentaensäure und die übrigen Omega-3-Fettsäuren im Körpergewebe oxydiert. Diese Substanzen reichern sich im Gewebe allerdings nur sehr langsam an. Eine Konzentration der Eicosapentaensäure, die bei der Behandlung einen Erfolg zeigt, ist frühestens nach einigen Wochen zu erwarten. Man darf bei der Einnahme der Eicosapentaensäure über eine spezielle Nahrungsgestaltung oder Medikamente also nicht erwarten, dass sich der positive Effekt, eine Linderung der Schmerzen, sofort nach ein paar Tagen einstellt. Die Wirkung braucht sehr viel Zeit, ist dann aber ganz erstaunlich. Der Patient muss dies wissen, um für diese Behandlung die nötige Geduld mitzubringen.

Die Wirkung der Eicosapentaensäure geht aber noch weiter: Sie kann nicht nur Entzündungsmediatoren hemmen, sie kann auch die Arachidonsäure wegen ihres ähnlichen Aufbaus überhaupt aus den Körperzellen verdrängen. Das Wissen um diesen biochemischen Mechanismus hat für die Behandlung entzündlich-rheumatischer Erkrankungen wichtige Konsequenzen.

Es besteht die Möglichkeit – und dies konnte auch in wissenschaftlichen Studien bewiesen werden –, dass durch eine arachidonsäurearme, vegetarisch orientierte Kost ein antientzündlicher Effekt erreicht wird und sich durch die zusätzliche Gabe von Fischölsäuren sogar noch steigern lässt! Allerdings muss man eine relativ hohe Dosis dieser Fischölfettsäuren einnehmen, um eine Wirkung zu erzielen. Die Dosis liegt bei einem durchschnittlichen Körpergewicht ungefähr bei 30 g Fischölfettsäure pro Tag.

Auf natürliche Weise, über die tägliche Nahrung, kann man dem Organismus natürlich ebenfalls die Fischölfettsäure zuführen. Am besten gelingt dies durch den regelmäßigen Verzehr von Hochseefischen.

Kampf dem Sauerstoff

Die Bildung von entzündungsauslösenden Substanzen lässt sich aber noch auf eine andere Weise zusätzlich vermindern. Man weiß, dass Sauerstoff die Bildung der entzündungsauslösenden Substanzen fördert. Durch die Zufuhr so genannter Antioxydantien – man könnte umgangssprachlich auch von Sauerstoffhemmern reden – wird dieser unheilvolle Prozess verhindert. Als eine der bekanntesten und wirksamsten antioxydativen Substanzen gilt das Vitamin E.

Es gibt inzwischen zahlreiche wissenschaftliche Studien, die zeigen, dass Vitamin E in höheren Dosen bei entzündlich-rheumatischen Erkrankungen einen positiven Effekt auf die entzündliche Aktivität hat. Der Grund liegt darin, dass das in der Zellmembran vorhandene Vitamin E die Oxydation der Arachidonsäure unterdrücken kann und dadurch die Freisetzung entzündungshemmender Substanzen zu unterdrücken in der Lage ist.

Über die genauen Mengen von Vitamin E, die man dazu einnehmen muss, gibt es aber noch keine verlässlichen Zahlen. So wird von der Deutschen Gesellschaft für Ernährung eine Zufuhr von 12 g pro Tag empfohlen, doch liegen hier, ähnlich wie beim Vitamin C (einem ebenfalls entzündungshemmend wirkenden Vitamin), noch keine einheitlichen wissenschaftlichen Erkenntnisse vor. Auch Spurenelemente wie Selen und Zinn beeinflussen das antioxydative Geschehen vorteilhaft.

Rheuma hat viele Gesichter

Der Begriff Rheuma stammt aus alten vorchristlichen Zeiten und war ein Begriff für viele böse Plagen. Der alte griechische Name, Rheuma (der fließende Schmerz), hat sich aber bis auf den heutigen Tag erhalten.

Rheuma ist eine Volkskrankheit geworden und betrifft jeden zehnten Erwachsenen in Deutschland und leider auch Kinder. Jeder Dreißigste ist von dieser Erkrankung immerhin so schwer betroffen, dass er sich kaum noch bewegen kann.

Der Begriff Rheuma gilt heute als Sammelbezeichnung für weit über 100 Krankheitserscheinungen aus dem gesamten rheumatischen Formenkreis. Viele diese Erkrankungen sind seltene, andere sind sehr häufig auftretende Erkrankungen, die nur teilweise untereinander gewisse Gemeinsamkeiten aufweisen, ansonsten aber – was Entstehung, Krankheitsbild und deren Behandlung angeht – nichts miteinander zu tun haben. Gemeinsam ist aber allen Rheumakranken der rheumatische Schmerz in den Bewegungsorganen – in den Gelenken, Knochen, in der Wirbelsäule und der Muskulatur – sowie die damit nicht voll vorhandene Gebrauchsfähigkeit der entsprechenden Gelenke, Gliedmaßen und der Wirbelsäule.

Rheuma ist vielfältig. Rheuma kann als ziehender Schmerz auftreten, als schmerzhafte Gelenkentzündung, bei geschwollenen Gelenken, als vorzeitiger Knorpel- und Knochenverschleiß, als manchmal unerträglicher Nervenschmerz, als Rückenschmerz oder als diffuse Schwellung an Gelenken und Weichteilen. Am häufigsten sind die degenerativen Wirbelsäulen- und Gelenkerkrankungen, zu denen neben den Arthrosen verschiedenste Wirbelsäulenschmerzsyndrome gehören, gefolgt von den weichteilrheumatischen Erkrankungen und den entzündlich-rheumatischen Erkrankungen.

Arthrosen

Arthrosen und degenerative Wirbelsäulenerkrankungen sind jedermann bekannt. Sie sind die häufigsten degenerativen, also abnutzungsbedingten Erkrankungen am Bewegungsapparat und meist durch Fehlbelastung, Überbelastung und manchmal auch durch eine abgelaufene Entzündung bedingt. Genauso wie es zu Knorpelschäden an Gelenken kommen kann, kann es zu Bandscheibenschäden an der Wirbelsäule kommen, die durch die Fehlhaltung erst nach Jahren zu erheblichen Schmerzen und Bewegungseinschränkungen führen. Auch können Verletzungen bestimmte Fehlhaltungen nach sich ziehen, die erst nach vielen Jahren zu schweren arthrotischen Veränderungen führen.

Obwohl es sich bei den Arthrosen um die Gruppe der rheumatischen Erkrankungen handelt, die die meisten Patienten betrifft, sollen diese hier nur erwähnt werden, da es eine Vielzahl von Publikationen zu diesen Krankheitsbildern gibt. Doch auch bei diesen Erkrankungen ist der Schmerz sehr oft durch einen entzündlichen Reiz bedingt, so dass auch hier entsprechende diätetische Maßnahmen eine Linderung der rheumatischen Schmerzen herbeiführen können.

Weichteilrheuma

Zu den weichteilrheumatischen Erkrankungen wird auch das Fibromyalgie-Syndrom gezählt, eine Erkrankung, von der nach Schätzung der Deutschen Rheuma-Liga über 1 Million Menschen, überwiegend Frauen, in der Bundesrepublik betroffen sind.

Patienten, die an Weichteilrheuma leiden, haben oft eine jahrelange Odyssee hinter sich, ehe die richtige Diagnose feststeht. Die diffusen Beschwerden bei dieser Erkrankung führen oft in die Irre, was Diagnose und Therapie angeht. Selbst Fachleute tun sich schwer mit einer Definition, wie die verschiedenen Bezeichnungen für dieses Krankheitsbild zeigen: Fibrositis-Syndrom, Tendomyopathie-Syndrom und Fibromyalgie-Syndrom.

Mit Fug und Recht kann man das Weichteilrheuma als Chamäleon unter den rheumatischen Erkrankungen bezeichnen. Zum Zeitpunkt der Diagnosestellung sind die Patienten und Patientinnen – es erkranken rund 6-mal so viele Frauen wie Männer – im Durchschnitt 40 bis 50 Jahre alt. Die Beschwerden, über die die Patienten mit einem Fibromyalgie-Syndrom klagen, sind zunächst eher vage und für sich allein genommen unspezifisch. Charakteristisch ist, dass weit gestreute Schmerzen in verschiedenen Muskel- und Sehnengruppen im Vordergrund stehen, die sich unter Druck und auch in Stresssituation verstärken können.

Die Patienten klagen dabei über eine eigentümliche Muskelsteifigkeit, vor allem am Morgen und nach längerem Sitzen. Sie sprechen oft auch von dem Gefühl, dass sie morgens geschwollene Fingergelenke haben. In der Regel lassen die Beschwerden aber bei warmen Außentemperaturen und bei Bewegung nach. Deshalb wird ein Aufenthalt in sonnigen warmen Gegenden oft als sehr wohltuend empfunden. Bei Kälte und körperlicher Anstrengung unter bestimmten psychologischen Einflüssen nehmen die Schmerzen zu.

Das entscheidende Charakteristikum dieser Erkrankung sind schmerzhafte Druckpunkte an bestimmten Stellen der Muskulatur, vor allem im Bereich der Hals-, Nacken- und Lendenmuskulatur, die sehr schmerzempfindlich sind. Im Gegensatz zu Patienten, bei denen Verspannungen aufgrund berufsbedingter Fehlhaltung auftreten, schmerzen bei Fibromyalgie-Patienten zusätzlich andere, weit voneinander entfernt liegende Muskeln bei Druck. Solche Druckschmerzpunkte können sich genauso im Bereich der Kiefergelenke befinden wie im Bereich der Unterschenkel.

Bei einem Fibromyalgie-Syndrom kommt es aber noch zu weiteren Beschwerden. In erster Linie ist dabei das Carpaltunnelsyndrom zu nennen, eine Schädigung des Nervus medianus (Mittelhandnerv) am Handgelenk, die durch Druckeinwirkung entsteht. Neben einer Nervenschädigung können funktionelle Symptome auftreten, z. B. Antriebslosigkeit, Ausdauerschwäche oder eine Verminderung der sozialen Aktivitäten in der Familie, im Beruf oder bei der Hausarbeit. Begleitet wird diese Krankheit außerdem von Schlafstörungen, depressiven Verstimmungen und vegetativen Symptomen.

Auch wenn wir heute das richtige Therapieschema für Patienten mit einem Fibromyalgie-Syndrom noch nicht kennen, muss zumindest versucht werden, eine wirksame Behandlung durchzuführen. Dazu zählt gerade auch bei Fibromyalgie-Patienten eine begleitende diätetische Beratung, da bei ihnen gerade so genannte antioxydative (Sauerstoff hemmende) diätetische Therapiemaßnahmen sehr hilfreich sein können, um dieses sehr stark beeinträchtigende Leiden zumindest einigermaßen lindern zu können.

Chronische Polyarthritis

Die häufigste entzündlich rheumatische Erkrankung ist die chronische Polyarthritis, die auch als rheumatoide Arthritis bezeichnet wird und die 1 bis 2 % der erwachsenen Bevölkerung befällt.

Es handelt sich um eine Erkrankung, die mit Morgensteifigkeit, einer symmetrischen Gelenkentzündung vor allem zunächst der kleinen Gelenke einhergeht und oft schubweise verläuft. Wegen ihrer Häufigkeit und der oft ausgeprägten Gelenkzerstörung ist sie die bekannteste Erkrankung aus dem entzündlich rheumatischen Formenkreis.

Die chronische Polyarthritis befällt zumeist Frauen. Die Erkrankungshäufigkeit ist erfahrungsgemäß zwischen dem 3. und 6. Lebensjahrzehnt am größten. Erstes fassbares Zeichen ist eine Schwellung meist der kleinen Finger-, Hand- oder Zehengelenke, im späteren Verlauf können auch größere Gelenke wie Knie, Ellenbogen oder Schultergelenke hinzukommen.

Die Erkrankung ist gekennzeichnet durch eine Entzündung und Wucherung der Gelenkinnenhaut, die, wenn der Erkrankung nicht Einhalt geboten werden kann, durch ein ungezügeltes Wachstum der entzündlichen Gelenkhaut zu einer Zerstörung von Knorpel-, Knochen- oder Bänderstrukturen führen kann.

Wenngleich die chronische Polyarthritis zunächst auch an den Gelenken beginnt, muss sie trotzdem von Anfang an als eine Erkrankung des gesamten Organismus angesehen werden, da auch andere Organsysteme wie das Blut bildende Knochenmark, das Herz, die Lunge, Leber und Drüsengewebe mitbeteiligt sein können. Oft besteht auch vor endgültiger Diagnosestellung ein jahrelanges unspezifisches Vorstadium, welches sich ausschließlich in einem Leistungsabfall mit unspezifischen Gelenkschmerzen, in einer diffusen Steifigkeit sowie einer Störung des vegetativen Nervensystems äußern kann.

Psoriasis-Arthritis

Ähnlich verläuft die Gelenkentzündung, die bei 5 bis 10 % der Patienten, die an einer Schuppenflechte leiden, vorkommen kann. Bei diesen Patienten kommt es aber oft zu einer Erkrankung, die nur wenige Gelenke befällt. Dabei sind aber auch große Gelenke von Anfang an mitbetroffen. Oft sind die Finger, insbesondere die Endglieder, mitbeteiligt und können in ihrer Bewegungsfähigkeit besonders stark eingeschränkt sein.

Das Besondere der Schuppenflechten-Arthritis ist, dass es auch zu einem Befall der Gelenke im Bereich der Wirbelsäule kommen kann und auch innere Organe – ebenso wie bei der chronischen Polyarthritis – mitbefallen sein können.

Morbus Bechterew

Bei der Bechterew'schen Erkrankung (Spondylitis ankylosans) handelt es sich um eine Erkrankung, die vorwiegend Männer betrifft, aber auch in geringerer klinischer Ausprägung Frauen.

Die Erkrankung beginnt fast immer mit einer Entzündung in den Kreuzdarmbeingelenken. Im weiteren Verlauf – dies allerdings nur in seltenen Fällen – kann es zu einer vollständigen Einsteifung der Wirbelsäule kommen. Auch bei dieser Erkrankung können äußere Gelenke mitbefallen sein.

Um eine erfolgreiche Therapie frühzeitig beginnen zu können, müssen gerade die Frühsymptome dieser Erkrankung richtig gedeutet werden. Es sind dies tief sitzende Rückenschmerzen, die nachts nach wenigen Stunden Schlaf zum Aufstehen zwingen können, flüchtige Gelenkbeschwerden, Schmerzen im Bereich der Sehnenansätze mit Schwellung sowie meist sogar der Erkrankung um Jahre vorausgehende Augenentzündungen im Sinne so genannter Regenbogenhautentzündungen.

Durch die Schmerzen und den entzündlichen Befall in der Wirbelsäule kommt es bei den Patienten zu einer Steilstellung des Beckens und damit zu einer Änderung der Körperstatik, die, auch schon im Frühstadium, zu einem charakteristischen schlenkernden, eigentümlich hüftsteifen Gangbild führt.

Neben der medikamentösen Therapie steht die Krankengymnastik, die täglich in Eigenregie durchgeführt werden muss, an vorderster Stelle, um drohende Einsteifungen zu verhindern.

Reaktive Arthritis

Zum Formenkreis der so genannten Bechterew'schen Erkrankung zählen auch entzündliche Gelenkerkrankungen, die durch Infektionen hervorgerufen werden. Diese Erkrankungen sind in den letzten Jahren zunehmend in den Blickpunkt des wissenschaftlichen Interesses gerückt, da es inzwischen gelungen ist, einige der auslösenden Bakterien oder Viren im Labor zu identifizieren. Hierzu zählen z.B. eine durch Bakterien hervorgerufene Darminfektion, die im weiteren Verlauf – auch wenn die Infektion schon längst abgeklungen ist – zu Gelenkentzündungen im Bereich der großen Gelenke führen, oder auch durch Chlamydieninfektionen ausgelöste Harnwegsinfekte, die ebenfalls schwere entzündlich rheumatische Gelenkerkrankungen nach sich ziehen können.

Zecken-Arthritis (Lyme-Arthritis)

Die bekannteste der bakteriell bedingten Gelenkentzündungen ist die durch Zeckenbisse übertragene Borrelien-Infektion, die ausser zu Gelenkentzündungen auch zu Nerven- und Herzerkrankungen führt. Bei Kindern sind oft Viren Auslöser einer entzündlich-rheumatischen Erkrankung mit, Gott sei Dank, meist gutartigem Verlauf. Der bekannteste Virus in diesem Zusammenhang ist das Ringelrötelnvirus.

Das Behandlungskonzept der entzündlich-rheumatischen Erkrankung setzt sich aus verschiedenen Komponenten zusammen. Neben den medikamentösen Maßnahmen wie den so genannten Basistherapien gehören Antirheumatika, aber auch die Gabe von Kortison z. B. als

Gelenkinjektion, Operationen, die Krankengymnastik, die Ergotherapie sowie die psychosoziale Mithilfe und die Mitarbeit in einer Selbsthilfegruppe etwa der *Deutschen Rheuma-Liga* oder der *Deutschen Vereinigung Morbus Bechterew* dazu. Ein weiterer Pfeiler der Theraphiemaßnahmen sind rheuma-diätetische Maßnahmen, denen – wie wir ausgeführt haben – ein hoher Stellenwert zukommt.

Kollagenosen

Zu der Vielzahl an rheumatischen Erkrankungen zählen außerdem eher seltene, aber teilweise sehr schwer verlaufende Erkrankungen, die so genannten entzündlichen Bindesgewebserkrankungen, die der Rheumatologe auch als Kollagenosen bezeichnet. Hierzu zählen die Vaskulitiden (Entzündungen der kleinen Blutgefäße), die ebenso wie Autoimmunerkrankungen wie der Lupus erythematodes oder die Sklerodermie zu Veränderungen im Bereich des Bindegewebes, der Haut und der inneren Organe führen können. Bei diesen Erkrankungen muss sehr oft aufgrund der Schwere des entzündlichen Prozesses eine Kortison-Therapie durchgeführt werden, sodass hier auch diätetische Maßnahmen, die die Nebenwirkungen der Kortison-Therapie mildern oder sogar aufheben können, eminent wichtig sind.

Stoffwechselarthritiden

Ebenso wie entzündlich-rheumatische Erkrankungen können auch Stoffwechselerkrankungen zu Gelenkveränderungen, Schmerzen, Verschleiß und Schwellungen führen. Die bekannteste dieser Erkrankungen ist die Gicht, die nicht nur an den Gelenken, sondern auch an der Haut und den inneren Organen auftreten kann. Gicht gibt es nicht nur, wie man vermuten könnte, am Fuß als Gichtarthritis, sondern sie kann auch bei schweren chronischen Verläufen jedes Gelenk des Bewegungsapparats befallen, sodass bei chronischen Verläufen die Unterscheidung zu einer chronischen Polyarthritis manchmal sehr schwierig sein kann.

Zwar wissen wir, dass bei der Gicht eine erbliche Stoffwechselkomponente eine große Rolle spielt, Hauptursache von Gichtanfällen sind aber mit Sicherheit falsche Ernährungsgewohnheiten mit einem hohen Anteil an purinhaltigen Lebensmitteln in Verbindung mit regelmäßigem Alkoholgenuss. Über die Gicht wissen wir auch, dass diätetische Maßnahmen mit Sicherheit zu einer Besserung der Beschwerdesymptomatik führen. Wir haben aber gelernt, dass es auch bei den anderen angesprochenen rheumatischen Erkrankungen deutliche Hinweise darauf gibt, dass eine Änderung der Ernährungsgewohnheiten zu einer Besserung der Beschwerdesymptomatik führen kann.

Osteoporose

Die Osteoporose ist die häufigste Stoffwechselerkrankung des Knochens. Als Osteoporose wird ein Verlust der Knochenmasse des Skeletts definiert mit einer Störung des Knochengewebes, so dass daraus eine erhöhte Knochenbrüchigkeit resultiert.

In Deutschland kann man davon ausgehen, dass Osteoporoseerkrankungen mit zunehmendem Alter der Bevölkerung in den nächsten Jahren deutlich ansteigen werden. Man schätzt bereits jetzt, dass über 30 % der Frauen nach dem 60. Lebensjahr an einer Osteoporose leiden.

Bei rheumatischen Erkrankungen spielt die Osteoporose eine besondere Rolle. Sie betrifft in weit höherem Maße durch die Erkrankung bedingt auch jüngere Patienten und Patientinnen.

Die Gründe dafür sind vielschichtig. Ein Grund ist der, dass bei entzündliche-rheumatischen Erkrankungen die Beweglichkeit der Patienten und deren Bewegungsumfang aufgrund der Funktionseinschränkungen und der Schmerzen deutlich eingeschränkt ist, sodass durch die fehlende Mobilität eine Verminderung der Knochendichte entstehen kann. Dies ist einleuchtend, wenn man z. B. an Patienten denkt, die wochenlang bettlägerig sind und durch die dadurch bedingte Bewegungseinschränkung einen Teil ihrer Knochenmasse verlieren. Ein Extremfall stellen die Astronauten dar, die schon bei kurzen Aufenthalten im All durch die Aufhebung der Schwerkraft mehr als 40 % ihrer Knochenmasse verlieren können. Bei gesunden Menschen ist dies kein Problem, bei Rheumatikern kann aber die Knochenneubildung, auch wenn die Beweglichkeit wiederhergestellt ist, durch den entzündlichen Prozess selbst gestört sein.

Ein anderer – heiß diskutierter – Grund, der zu einer Osteoporose führen kann, ist die medikamentöse Therapie. Oft wird man bei entzündlich-rheumatischen Erkrankungen nicht umhin können, Kortison auch über einen längeren Zeitraum einzusetzen. Eines der wichtigsten Nebenwirkungen der Kortison-Therapie ist aber leider die Verminderung der Kalziumaufnahme und der Knochenabbau.

Ist eine längerfristige Glukokortikoid-Behandlung absehbar, soll immer eine medikamentöse Therapie z. B. mit Kalzium wegen des zu erwartenden Knochensubstanzverlustes begonnen werden. An erster Stelle zur Verhütung der Osteoporose steht neben der Bewegung die Ernährung, die ausgewogen sein sollte, den individuellen Energiebedarf berücksichtigen und eine ausreichende Kalzium- und Vitamin-D-Zufuhr beinhalten muss.

Man geht heute davon aus, dass Männer und Frauen bis zum 65. Lebensjahr mehr als 1000 mg Kalzium pro Tag zu sich nehmen sollten. Milch und Milchprodukte wie Joghurt, Hartkäse (Emmentaler), kalziumreiche Gemüse wie Grünkohl, Brokkoli, Fenchel, Lauch und Kräuter (Basilikum!) sind neben Nüssen und Schalentieren hohe Kalziumträger. Die zusätzliche Vitamin D-Zufuhr ist deswegen wichtig, damit Kalzium besser vom Körper aufgenommen werden kann. Vitamin D entsteht unter Einfluss das Sonnenlichtes in der Haut. In langen Wintermonaten kann es allerdings – weil die Sonnenbestrahlung entfällt – ratsam sein, Vitamin D als Tabletten zu sich zu nehmen. Bei vielen rheumatischen Erkrankungen muss man auch während des Sommers Vitamin D in Tablettenform zu sich nehmen, da viele die Sonne auch im Sommer weitgehend meiden müssen.

Die Angst vor der Osteoporose sollte bei entzündlich-rheumatischen Erkrankungen aber nicht dazu führen, den Einsatz von Kortison zu verteufeln. Kortison kann nicht nur ein Auslöser des Knochenmasseverlustes sein, sondern durch eine Verbesserung und Wiedererlangung der Mobilität auch zu einer Knochendichtevermehrung führen – nämlich dadurch, dass die Patienten wieder spazieren gehen, wandern, joggen und sogar tanzen gehen können.

Eine ausreichende Kalzium- und Vitamin-D-Zufuhr muss deshalb auch in einer modernen Rheumadiät berücksichtigt sein. Vitamin D ist vor allem in fettreichen Seefischen enthalten, wobei es heutzutage nicht immer mehr der Lebertran zu sein braucht.

Die Patientin kann selbst sehr viel zu einer Besserung und Behandlung der Erkrankung beitragen. Unabdingbar ist die Zusammenarbeit zwischen Patientin, behandelndem Hausarzt und mitbehandelndem Rheumatologen unter Einbeziehung des gesamten therapeutischen Teams bestehend aus Physiotherapeut, Ergotherapeut, Krankengymnast, Orthopädie-Techniker, Psychologe und Sozialarbeiter.

Schließlich ist zu hoffen, dass künftig auch der Ernährungsberaterin eine nicht zu unterschätzende Rolle bei der Linderung rheumatischer Erkrankungen beigemessen wird.

Joghurt
Hartkäse
Grünkohl
Brokkoli
Fenchel
Lauch
Basilikum
Nüsse
Schalentiere

Vit. D/Kalziumaufnahme
fettreiche Seefische

Die moderne Rheumadiät – die wichtigsten Empfehlungen

Bis vor wenigen Jahren gab es zwischen Schulmedizin und Naturheilmedizin eine recht kontroverse Debatte darüber, ob Ernährungseinflüsse den Verlauf rheumatischer Erkrankungen begünstigen können oder nicht. Die Schulmediziner hielten die Ernährungsfrage bei der Behandlung von Rheuma lange Zeit für belanglos.

Dies hat sich inzwischen geändert, weil beeindruckende Forschungsergebnisse aus dem Bereich der Biochemie wie auch Studien an Patienten mit chronischer Polyarthritis erkennen ließen, dass man durchaus mit gezielten diätetischen Maßnahmen die Beschwerden und den Verlauf rheumatischer Erkrankungen beeinflussen kann. Diese durchaus begründete Hoffnung sollte man aber insofern nicht überbewerten, als die Diät immer nur eine Ergänzung zur Therapie ist. Die Rheumadiät ist sinnvoll, unterstützt die Behandlung und verbessert die Lebensqualität; für Sie als Patientin oder Patient ist eine Ernährungsumstellung die einzige Möglichkeit, aktiv Ihre Krankheit zu bewältigen. Doch auch die beste Diät bewirkt keine Wunder, indem sie hilft, rheumatische Erkrankungen zu verhindern oder gar völlig zu heilen.

Einfacher, als man denkt

Erstaunlicherweise ist es sehr einfach, eine Rheumadiät im Alltag zu gestalten. Ihre Grundlage ist – was für eine gesunde Ernährung ebenso gilt – eine vollwertige, bedarfsgerechte Ernährung nach den Richtlinien der Deutschen Gesellschaft für Ernährung (DGE). Von einigen wichtigen Ausnahmen abgesehen, unterscheidet sich im Prinzip eine richtige Ernährung für Rheumakranke nicht von der, die man allen anderen ebenfalls empfehlen kann, um gesund und leistungsfähig zu bleiben.

Vor einseitigen Kostformen mit extremen Nährstoffempfehlungen sollten Sie sich hüten, auch wenn sie noch so sehr Tagesgespräch in den Medien sind und lauthals als die Sensation angepriesen werden. Rheuma ist keine Krankheit vergleichbar mit einem verdorbenen Magen, den man mit ein paar Tagen „Schonkost" wieder normalisiert: Die Rheumadiät ist eine lebenslange Ernährungsform. Deshalb sollten Sie versuchen, Ihre persönliche Ernährungsweise zu finden und zu praktizieren. Sie werden Gewinn daraus ziehen und merken, dass eine Ernährungsumstellung tatsächlich auch ohne große Selbstdisziplin eingehalten werden kann. Nicht zuletzt auch deshalb, weil sie nicht nur gut tut, sondern obendrein schmackhaft ist – auch für die anderen Familienmitglieder und die Kinder.

Gesund essen, genussvoll essen

Die moderne Rheumadiät schmeckt fabelhaft und ist keinesfalls langweilig. Gesund zu essen bedeutet heutzutage, vielseitig, genussvoll und phantasiereich zu kochen und zu genießen – und dies in Gesellschaft der Familie und Freunde.

Haben Sie keine Angst davor, dass es furchtbar kompliziert ist, eine Rheumadiät zu realisieren, mit exakt berechneten und austarierten Speiseplänen und strengen Vorschriften. Es gibt auch keinen Grund, Restaurantbesuche zu streichen. Wenn Sie sich die verhältnismäßig einfachen „Spielregeln“ aneignen und die Empfehlungen beherzigen, haben Sie alles Notwendige bereits getan.

Die Rezepte in diesem Buch sollen Ihnen zeigen, wie abwechslungsreich und eigentlich ganz „normal“ die Küche für den Rheumatiker ist. Probieren Sie es aus!

Übeltäter Arachidonsäure

Um die Empfehlungen der modernen Rheumadiät zu verstehen, sollten Sie einige Zusammenhänge kennen: Eine zentrale Rolle im Stoffwechsel spielt die Arachidonsäure. Diese Säure zählt zu den Fettsäuren und ist vor allem in tierischen Lebensmitteln wie Fleisch, Innereien, Wurst, Schweineschmalz, Eiern und fettreichen Milchprodukten enthalten. Der Organismus kann sie ebenfalls selber bilden.

Ein Übermaß an Arachidonsäure fördert den Entzündungsprozess in den Gelenken, denn der Körper kann aus Arachidonsäure Substanzen bilden, die Entzündungen auslösen, so genannte Entzündungsmediatoren. Traditionell kommt in Deutschland viel Fleisch auf den Tisch, sodass wir täglich im Schnitt 200–400 mg Arachidonsäure aufnehmen. Eine solche Ernährung fördert logischerweise die Entzündungen im Körper. Hingegen enthält eine vegetarische, d. h. pflanzliche Ernährungsweise nur etwa 50 mg Arachidonsäure pro Tag. Das bedeutet, dass im Körper auch viel weniger Entzündungsmediatoren gebildet werden.

Also gilt es, die Aufnahme der Arachidonsäure weitgehend zu verringern oder auszuschalten. Für die Praxis heißt das, weniger tierische Lebensmittel und mehr pflanzliche Lebensmittel zu essen.

Fleisch – weniger ist mehr

Da eine fleischbetonte Ernährungsweise Gelenkentzündungen fördert, sollten Sie in den wöchentlichen Speiseplan nur ein- bis zweimal die Woche eine kleinere Fleischportion von 100–150 g einbauen. Ganz auf Fleisch brauchen und sollten Sie nicht verzichten, da Fleisch der beste Eisenlieferant und wichtig für die Blutbildung ist sowie wichtige B-Vitamine enthält.

Fleisch liefert zwar hochwertiges Eiweiß, doch pflanzliches Eiweiß in Kartoffeln, Getreide und Hülsenfrüchten ist ebenso wichtig. Zwar enthält dieses nicht alle lebensnotwendigen Eiweißbausteine im richtigen Verhältnis wie tierisches Eiweiß, doch in der richtigen Kombination ist es ebenso wertvoll. Hervorragende Beispiele für hochwertige Eiweißkombinationen ohne Fleisch sind etwa folgende Gerichte: Bircher Kartoffeln mit Quarksauce (S. 113), pikantes Kartoffelragout (S. 109) mit einer Quarkspeise als Nachtisch (S. 132) oder Hirse-Möhren mit Joghurtsauce (S. 104).

Fleisch contra Fisch

Fleisch und Wurst enthalten außer einer großen Menge an Arachidonsäure noch andere problematische Substanzen wie Cholesterine und Purine. Besonders die Purine, die z.B. reichlich in Innereien und im Muschelfleisch vorkommen, können den Harnsäurespiegel im Blut erhöhen. Kristallisiert die Harnsäure im Gewebe aus, können sich die Gelenke entzünden; ein Gichtanfall wird die Folge sein.

Deshalb: Essen Sie nicht mehr als zweimal wöchentlich eine kleinere Fleischmahlzeit. Fleisch sollte eine Beilage sein; aber der Mittelpunkt Ihrer Mahlzeiten sollte aus Kartoffeln, Gemüse, Obst, Vollkornprodukten bestehen. Ergänzen Sie fettarme Milchprodukte wie Quark, Joghurt, Käse mit pflanzlichem Eiweiß aus Kartoffeln und Getreide.

Fischöle wirken positiv

Die Forschung hat herausgefunden, dass Seefische, besonders aber Lachs, Makrele und Hering mit ihren günstigen Fettsäuren, den so genannten Omega-3-Fettsäuren als Gegenspieler der Arachidonsäure, die Bildung von Entzündungsmediatoren hemmen. Das bedeutet, dass Entzündungsprozesse in den Gelenken gemildert werden.

Für die praktische Umsetzung in der Rheumadiät heißt dies, dass man mit 2–3 Fischmahlzeiten pro Woche längerfristig das Übermaß an vorhandener Arachidonsäure abbauen kann. Die Omega-3-Fettsäuren können also rheumatische Entzündungsvorgänge hemmen. Wer mehr Fisch isst und dafür weniger Fleisch, Innereien, Wurst, Eier und tierische Fette, kann diese positive Wirkung noch verstärken. So wird einerseits die vorhandene Arachidonsäure reduziert und andererseits auch nur noch in geringeren Mengen nachgeliefert. Man hat damit das Übel an der Wurzel gepackt.

Wenn Sie Fisch nicht mögen und dennoch auf die positive Wirkung der Omega-3-Fettsäuren nicht verzichten wollen, können auch Fischölkapseln sinnvoll sein. Von einer Selbstmedikation ist abzuraten, auf jeden Fall sollten Sie Ihren Arzt fragen – vor allem wegen der angemessenen Dosierung.

Ausreichend Kalzium

Als Rheumatiker sollten Sie auf eine ausreichende Kalziumzufuhr achten. Der Grund: Der Körper benötigt ausreichend Kalzium, um die Knochensubstanz zu stärken. Um das Risiko, an Osteoporose zu erkranken, möglichst gering zu halten, sollten Sie pro Tag 1 g Kalzium zu sich nehmen. Dies gelingt am besten mit einem halben Liter fettarmer Milch pro Tag und 2–3 Scheiben fettarmem Käse (z.B. Edamer oder Camembert mit 30% Fettgehalt). Viele Menschen mögen Milch und Sauermilchprodukte nicht. Dagegen werden Kefir, Yoghurt und Buttermilch weit besser akzeptiert. Obwohl auch Gemüsesorten wie Grünkohl und Brokkoli Kalzium enthalten, sind Milchprodukte mit Abstand die besseren Kalziumlieferanten. Das Lob der Milchprodukte ist aber auch mit einem Wermutstropfen vermischt, denn Milch und ihre Produkte enthalten zum Teil viel Fett. Fettarme Milch macht diesen Mangel aber erträglich und ist geschmacklich mittlerweile sehr akzeptabel.

Fett ist nicht gleich Fett

Bevorzugen Sie hochwertige pflanzliche Fette, doch achten Sie auf die Menge. Fett hat es nämlich in sich. Mit ungefähr 130–140 g Fett pro Person und Tag essen wir derzeit etwa das Doppelte von dem, was uns gut tut, nämlich nur 60–70 g Fett. Deshalb gilt auch für die Rheumadiät

Die moderne Rheumadiät will

- Beschwerden lindern,
- Entzündungen hemmen,
- den Knochenaufbau fördern,
- die Lebensqualität verbessern,
- den Medikamentenverbrauch verringern,
- Ihnen als Patienten das Gefühl geben, dass Sie der Krankheit nicht ausgeliefert sind, sondern es selbst in die Hand nehmen, sie zu bewältigen.

Das müssen Sie bei Ihrer Rheumadiät bedenken

Weniger ist mehr

Essen Sie nur zwei Fleischmahlzeiten pro Woche! Lassen Sie die Finger von Wurst und Innereien. Eine fleischarme Ernährung kann entscheidend mit dazu beitragen, Gelenkentzündungen zu verhindern.

Köstliches aus dem Meer

Planen Sie, wenn Sie es sich leisten können, 2- bis 3-mal in der Woche eine Fischmahlzeit ein. Besonders wertvolle Fischölfettsäuren sind in Lachs, Makrele und Hering enthalten.

Keine Mahlzeit ohne Grünzeug

Täglich gehört eine große Portion frisches Gemüse, Salat und Obst auf den Tisch. Damit sind Sie mit allen wichtigen Vitaminen und Bioaktivstoffen versorgt.

Verzichten Sie auf Butter, Speck und Schweineschmalz

Als Ersatz bieten sich Diät- und Sonnenblumenmargarine an. Empfehlenswerte Pflanzenöle sind Sonnenblumen-, Soja-, Nuß-, Oliven- und Weizenkeimöl.

Stärken Sie Ihre Knochen

Trinken Sie täglich $^1/_2$ Liter fettarme Milch. Oder essen Sie 1 große Portion Quark, Joghurt und 2 Scheiben Käse (Fettgehalt beachten).

Eigelb ist nicht das Gelbe vom Ei!

Verzehren Sie nicht mehr als zwei Eigelb pro Woche! Denken Sie auch daran, dass viele Fertignudeln Eigelb enthalten. Kaufen Sie stattdessen italienische Nudeln aus Hartweizengrieß (ohne Ei).

Essen Sie ballaststoffreich!

Vollkornbrot, -nudeln, Naturreis, Kartoffeln und Gemüse machen satt, aber nicht dick und fördern die Verdauung.

Trinken Sie reichlich!

Mindestens 2 Liter sollten es täglich sein. Mineralwasser, Tees und Säfte sind gute Durstlöscher. Vermeiden Sie Alkohol.

Mehr Aufmerksamkeit für Essen und Trinken!

Essen Sie abwechslungsreich und mit Genuss. Lassen Sie sich Zeit beim Essen. Und Hände weg von unseriösen Außenseiterdiäten.

der Grundsatz, eisern Fett zu sparen. Fett ist eine wichtige Komponente unserer Ernährung, weil es als Aromaträger dem Gaumen schmeichelt. Ohne Fett würde uns das Essen sehr viel weniger schmecken.

Bei der Zubereitung der Speisen sollten Sie sich angewöhnen, das Öl mit dem Teelöffel abzumessen. Verwenden Sie in der Küche Pflanzenöle wie etwa Soja-, Sonnenblumen-, Weizenkeim-, Nuss- und Olivenöl. Im Gegensatz zu tierischen Fetten (Schmalz und Butter) enthalten sie keine Arachidonsäure. Dafür sind pflanzliche Öle reich an wichtigen, lebensnotwendigen Fettsäuren und fettlöslichen Vitaminen, vor allem an Vitamin E, was sie für die Rheumadiät besonders empfiehlt. Besonders tückische Fettfallen sind die versteckten Fette in vielen Wurst- und Käsesorten, in Gebäck, Nüssen und Schokoladenprodukten. Nur die genaue Lektüre der Zutatenlisten informiert über den Fettgehalt dieser Nahrungsmittel.

Wichtig ist besonders die Vielfalt bei der Auswahl pflanzlicher Fette und Öle! Nehmen Sie für den Brotaufstrich z. B. Diätmagarine, fürs Kochen, Dünsten und Braten abwechselnd Sojaöl, Rapsöl und Olivenöl und für das Salatdressing Keimöle, Nussöl oder Rapsöl.

Probleme mit Übergewicht

Falls Sie Probleme mit Ihrem Gewicht haben, sollten Sie versuchen abzunehmen, da die Gelenke durch Übergewicht zusätzlich belastet werden. Aber: Sämtliche Blitz- und Wunderdiäten sind Unsinn, führen nur zu kurzfristigem Gewichtsverlust, um dann das alte Übergewicht wieder zu erreichen und oft noch zu übertreffen.

Hingegen sind die Rezepte und Empfehlungen in diesem Kochbuch fettarm und daher geeignet, um langsam abzunehmen. Und Ihr Arzt oder eine Ernährungsberaterin können Ihnen besser helfen als Wundermittel.

Vitamine und bioaktive Substanzen

Essen Sie jeden Tag reichlich frisches Gemüse, Obst und Vollkorn. Eine fleischarme laktovegetabile Kost wie die moderne Rheumadiät enthält nicht nur mehr an Vitaminen – besonders die Vitamine C, Betakarotin und E – als die übliche Kost. Diese drei wichtigen Vitamine C, Betakarotin und E agieren im Organismus auch als Antoxydantien und hemmen sehr wirkungsvoll die Bildung entzündungsfördernder Substanzen. Darüber hinaus liefern die pflanzlichen Lebensmittel reichlich gesundheitsfördernde Schutzstoffe – so genannte bioaktive Substanzen. Zusammen mit den „Zellschutzvitaminen" E, C und Betakarotin können sie das Immunsystem stärken.

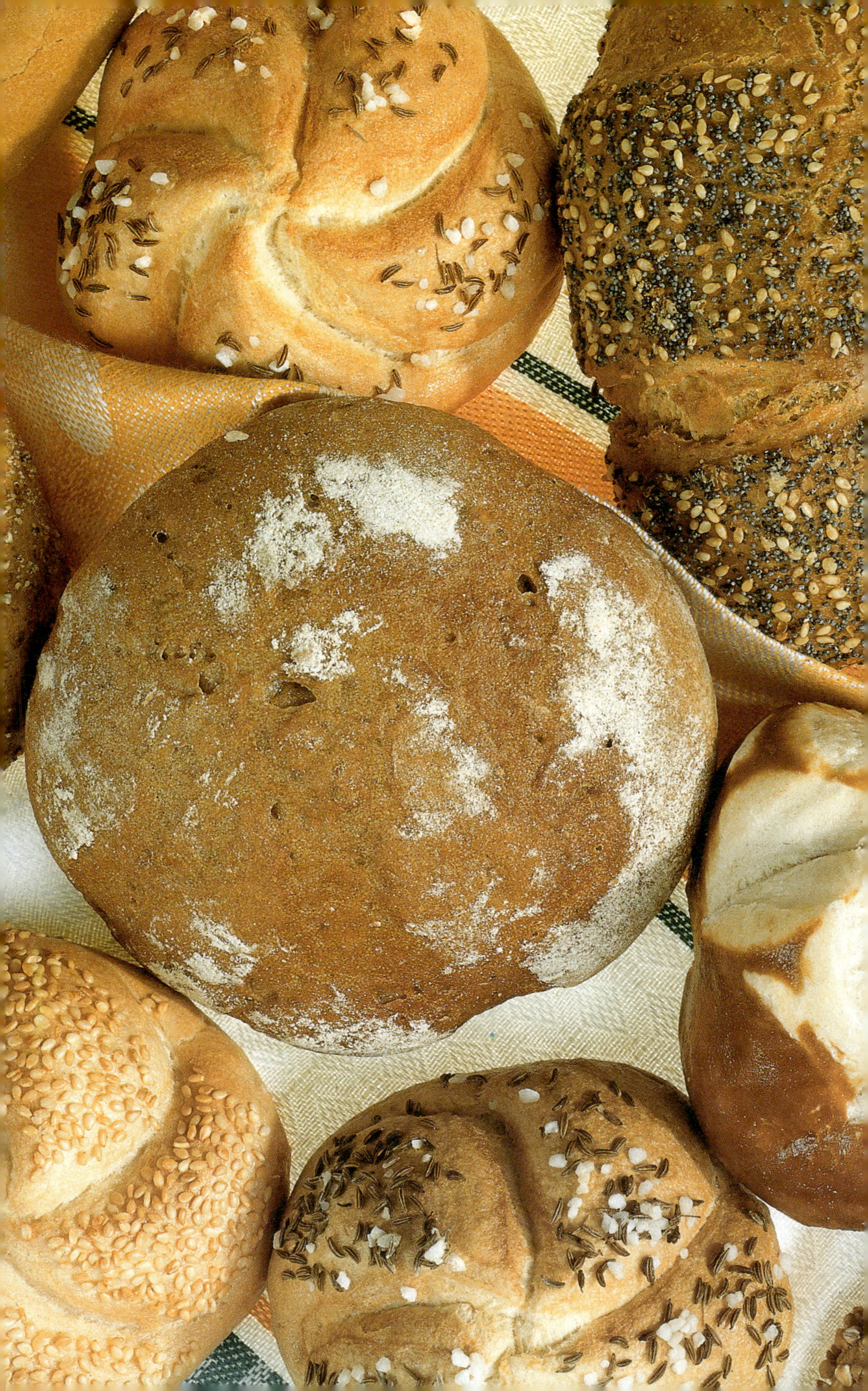

Frühstück

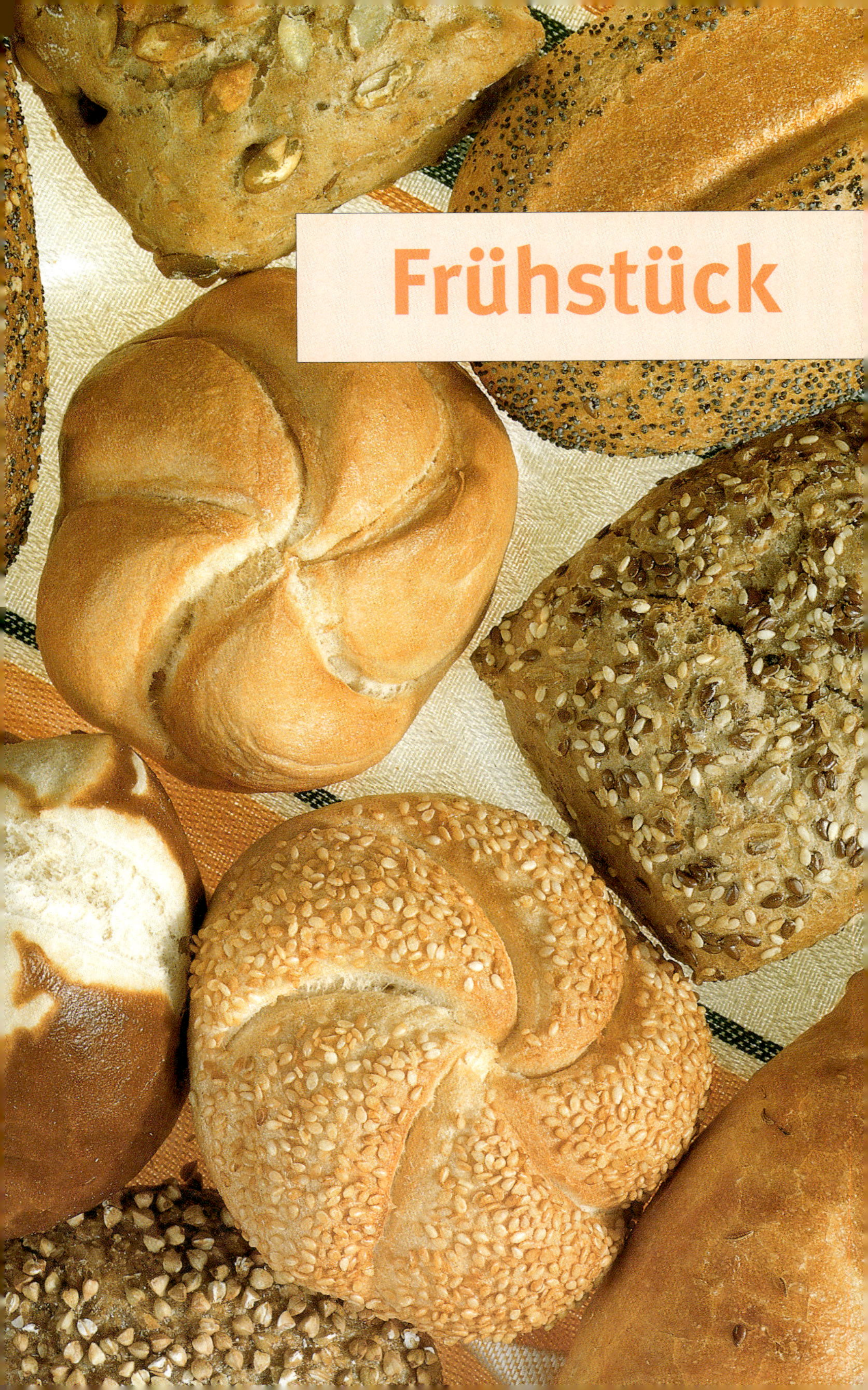

Vitaminmüsli

Zutaten für ca. 10 Portionen (Grundmischung)

250 g	*Getreideflocken, z. B. kernige Haferflocken*
100 g	*Weizenkeime*
100 g	*Sonnenblumenkerne oder Nüsse*
100 g	*getrocknete Aprikosen*

Pro Portion:

3 EL	*Müsli-Grundmischung (60 g)*
1 Tasse *1 Becher*	*fettarme Milch oder* *fettarmer Joghurt*
	Obst der Jahreszeit
	Rosinen nach Belieben

- Aprikosen klein schneiden, mit restlichen Zutaten in einer großen Schüssel mischen. Diese Grundmischung können Sie problemlos einige Zeit in einem gut verschließbaren Gefäß (Weckglas, Dose) aufbewahren, wenn Sie es kühl und trocken lagern.
- Pro Portion 3 EL Grundmischung mit fettarmer Milch oder Joghurt und Obst je nach Geschmack und Jahreszeit mischen.

Pro Portion: 206 kcal, 866 kJ, 9 g EW, 8 g F, 26 g KH

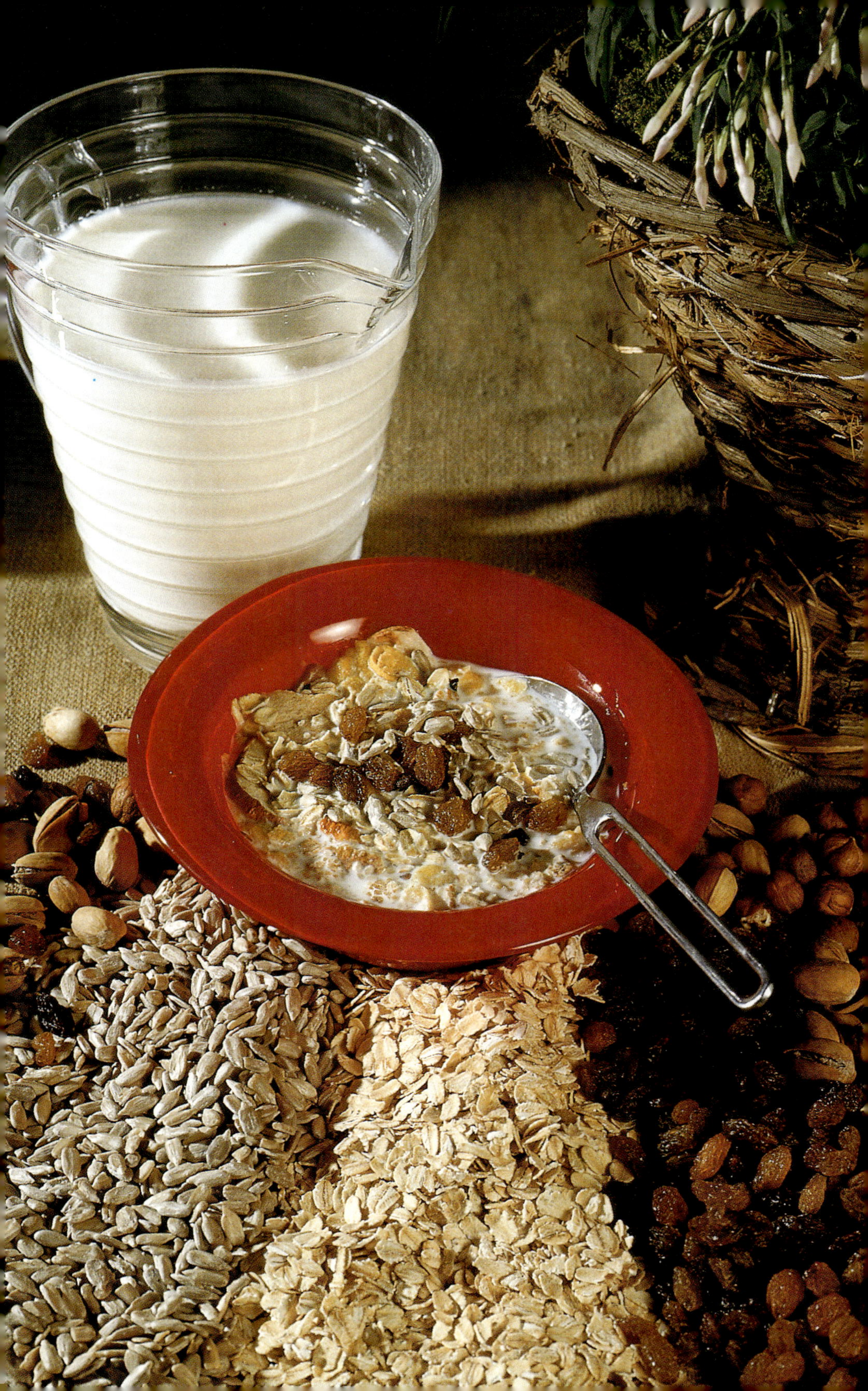

Früchtemüsli mit Joghurt

Zutaten für 2 Personen

3 große EL	*Vitaminmüsli (Grundmischung)*
1/2 Glas	*Orangensaft (100 ml)*
1 kleiner	*Apfel (100 g)*
100 g	*Joghurt, fettarm (1,5 % Fett)*
1 TL	*Honig*

- Die Müslimischung in eine Schale geben und mit Orangensaft übergießen. Einige Minuten quellen lassen – so wird das Müsli bekömmlicher.
- In der Zwischenzeit den Apfel schälen (je nach Geschmack), entkernen und klein schneiden.
- Den Joghurt dazugeben, alles mischen und mit Honig süßen.

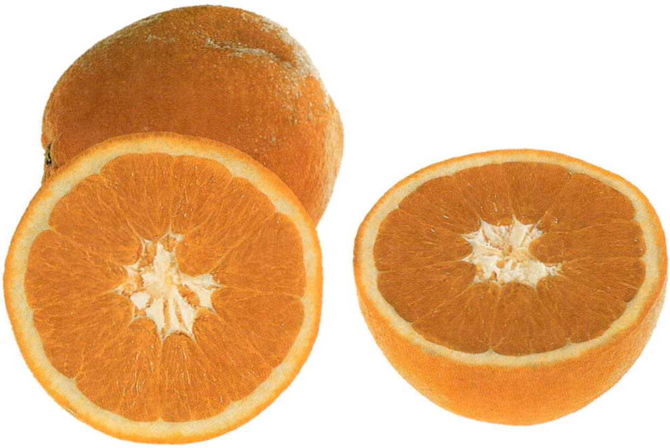

Pro Portion: 369 kcal, 1558 kJ, 13 g EW, 10 g F, 56 g KH

Quarkmüsli mit Weizenkeimen

Zutaten für 2 Personen

3 EL	*gekeimte Weizenkörner (45 g)*
100 g	*Magerquark*
1 EL	*Sanddornsaft*
5 EL	*fettarme Milch (50 ml)*
1 Stück	*Obst der Jahreszeit (z. B. Apfelsine, 150 g)*
1 TL	*Honig*

- Die Weizenkörner 2–3 Tage vorher abends mit Wasser bedeckt einweichen. Morgens die Körner in einem Sieb gründlich abbrausen, dann tagsüber trocknen lassen.
- Diesen Vorgang wiederholen, bis sich kleine weiße, 2 mm lange Keime zeigen.
- Vor dem Verzehr die Weizenkeime kurz abbrausen, dann abtropfen lassen. Gekeimte Weizenkörner sollten im Kühlschrank aufbewahrt werden.
- Für das Müsli Quark mit Sanddornsaft und Milch cremig rühren. Die Apfelsine schälen und klein schneiden, mit den Weizenkeimen zum Müsli geben.
- Nach Geschmack mit Honig süßen.

Pro Portion: 312 kcal, 1320 kJ, 28,9 g EW, 6 g F, 35 g KH

Porridge

Zutaten für 1 Person

4 EL	*Vollkornhaferflocken (50 g)*
1 Prise	*Jodsalz*
300 ml	*Wasser*
150 ml	*fettarme Milch*
	Honig oder Zucker nach Geschmack

- Haferflocken mit Jodsalz und Wasser unter ständigem Rühren zum Kochen bringen. Dann 10–15 Minuten bei geschlossenem Deckel ausquellen lassen, dabei gelegentlich umrühren.
- Den Haferbrei auf einen tiefen Teller geben und mit der Milch umgießen. Nach Geschmack mit etwas Honig oder Zucker süßen.

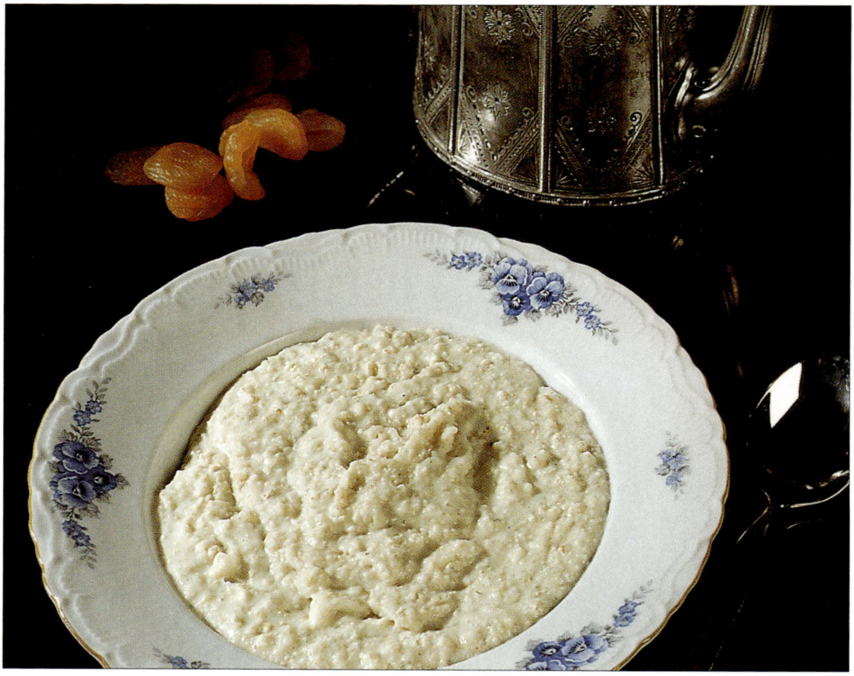

Pro Portion: 254 kcal, 1070 kJ, 11 g EW, 6 g F, 39 g KH

Jahreszeiten-Brote

Zutaten für 1 Person

Frühling/Sommer:

1 Scheibe	*Vollkornbrot (50 g)*
1 TL	*Diätmargarine (5 g)*
30 g	*Camembert (30 % Fett i. Tr.)*
5–6 *1*	*Radieschen oder* *Tomate*
reichlich	*Kresse*

Herbst/Winter

1 Scheibe	*Weizen- oder Dinkelvollkornbrot*
1 TL	*Diätmargarine*
50 g	*körniger Frischkäse (20 % F. i. Tr.)*
1 kleiner	*Apfel (100 g)*
1 TL	*Kürbiskerne*

- Brot mit Diätmargarine bestreichen und mit Käse belegen. Je nach Jahreszeit Radieschen, Tomate oder Apfel in Scheiben schneiden und auf das Käsebrot legen.
- Zum Schluss das Brot mit Kresse oder Kürbiskernen bestreuen.

Pro Portion (Frühling/Sommer):
212 kcal, 891 kJ, 11 g EW, 9 g F, 22 g KH

Pro Portion (Herbst/Winter):
270 kcal, 1135 kJ, 11 g EW, 10 g F, 34 g KH

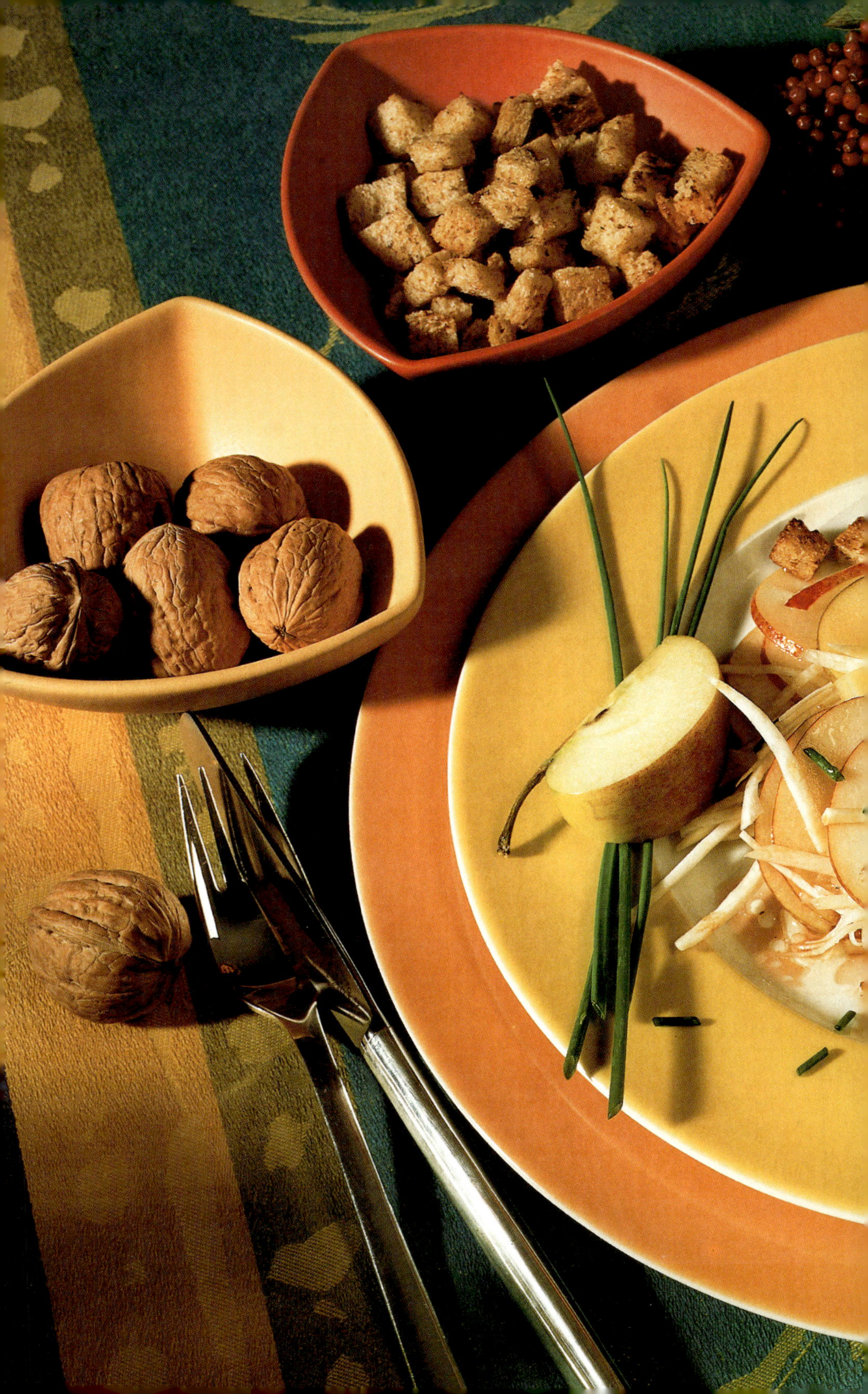

Salate

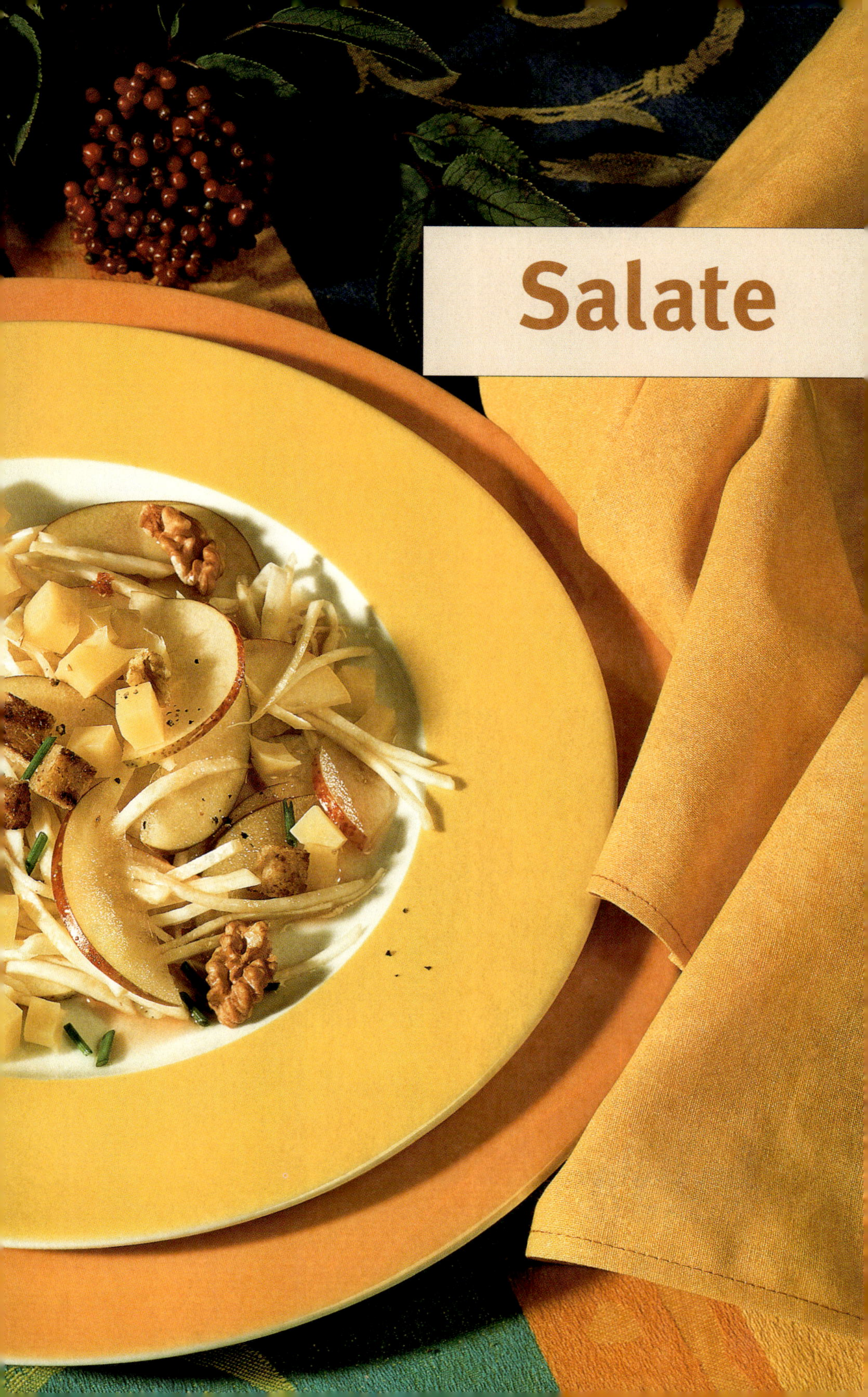

Radieschensalat

Zutaten für 2 Personen:

1 Bund	*Radieschen (125 g)*
1 EL	*Weißweinessig*
1–2 EL	*angerührte Gemüsebrühe*
1 TL	*Sonnenblumen- oder Sojaöl*
2 EL	*fettarmer Naturjoghurt*
1 Prise	*Jodsalz (nach Belieben)*
1 kl. Bund	*Dill*

- Radieschen waschen, putzen und in Scheiben hobeln. Eine Salatsauce aus Essig, Gemüsebrühe, Öl und Joghurt rühren.
- Sauce mit den Radieschen mischen, abschmecken und mit dem gehackten Dill bestreuen.
- Statt Radieschen können Sie auch Rettich nehmen.

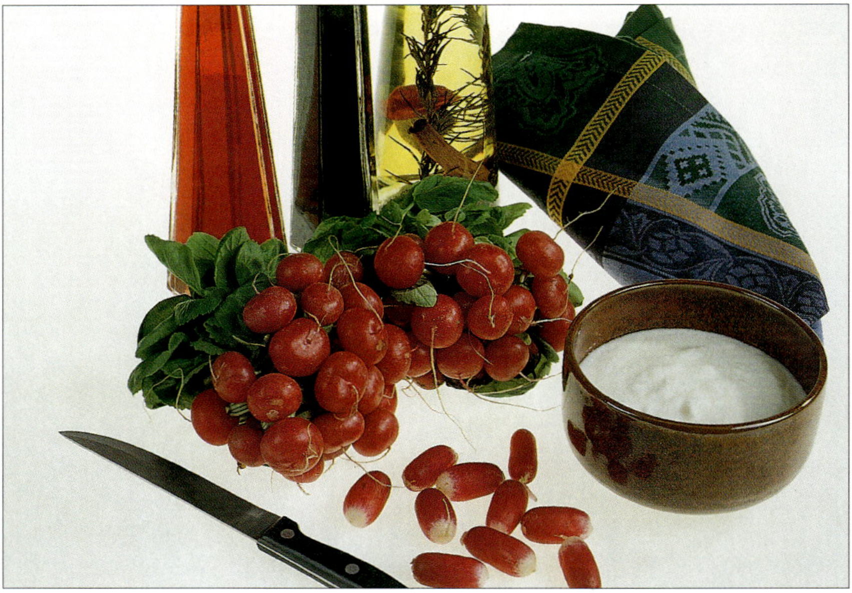

Pro Portion: 41 kcal, 171 kJ, 1 g EW, 3 g F, 3 g KH

Salatteller mit Sprossen

Zutaten für 2 Personen:

½ Kopf	*Eisberg-, Batavia- oder Römersalat oder*
1 Kopf	*grüner Salat*
50 g	*Sojasprossen*
100 g	*Möhren oder Frühlingszwiebeln*
2 EL	*Gemüsebrühe, angerührt*
1–2 EL	*Weißweinessig oder Zitronensaft*
2 TL	*Sonnenblumen- oder Sojaöl*
1 Prise	*Jodsalz*
1 Prise	*Pfeffer*
1 kleiner	*Apfel*

- Sprossen nach dem Waschen trockenschwenken. Salat putzen, waschen, schleudern und zerpflücken.
- Eine würzige Apfelsauce bereiten: Die Gemüsebrühe mit Zitronensaft oder Essig, Öl und den Gewürzen verquirlen.
- Apfel waschen und mit Schale sehr fein reiben. Unter die Sauce rühren.
- Die Apfelsauce erst kurz vor dem Essen mit Salat und Sprossen vermischen.

Pro Portion: 107 kcal, 447 kJ, 3 g EW, 6 g F, 11 g KH

Bunter Feldsalat

Zutaten für 2 Personen:

150 g	*Feldsalat*
1 rote	*Paprikaschote (200 g)*
1 kleine	*Möhre (100 g)*
100 g	*Champignons*
2 EL	*Walnusskerne (20 g)*
1	*Zwiebel (40 g)*
2 EL	*Zitronensaft oder Sherryessig*
2 TL	*Weizenkeim- oder Sojaöl (10 g)*
2 EL	*Gemüsebrühe*
1 Bund	*Schnittlauch*
1 Msp.	*Senf*
1 Prise	*Jodsalz*
1 Prise	*Zucker*
einige	*Walnusskerne, gehackt*

- Feldsalat gründlich waschen, verlesen und trockenschleudern. Paprika und Möhre waschen und putzen. Champignons putzen und nur ganz kurz waschen.
- Paprika in kleine Würfel, Möhre und Pilze in dünne Scheiben schneiden. Die Zwiebel fein hacken.
- Eine kräftige Marinade herstellen aus Zwiebelwürfeln, Zitronensaft oder Essig, Öl, Brühe, dem klein gehackten Schnittlauch und den Gewürzen.
- Die Marinade über den Salat geben, mischen und – wenn man mag – noch mit gehackten Walnusskernen bestreuen.

Pro Portion: 181 kcal, 754 kJ, 6 g EW, 12 g F, 12 g KH

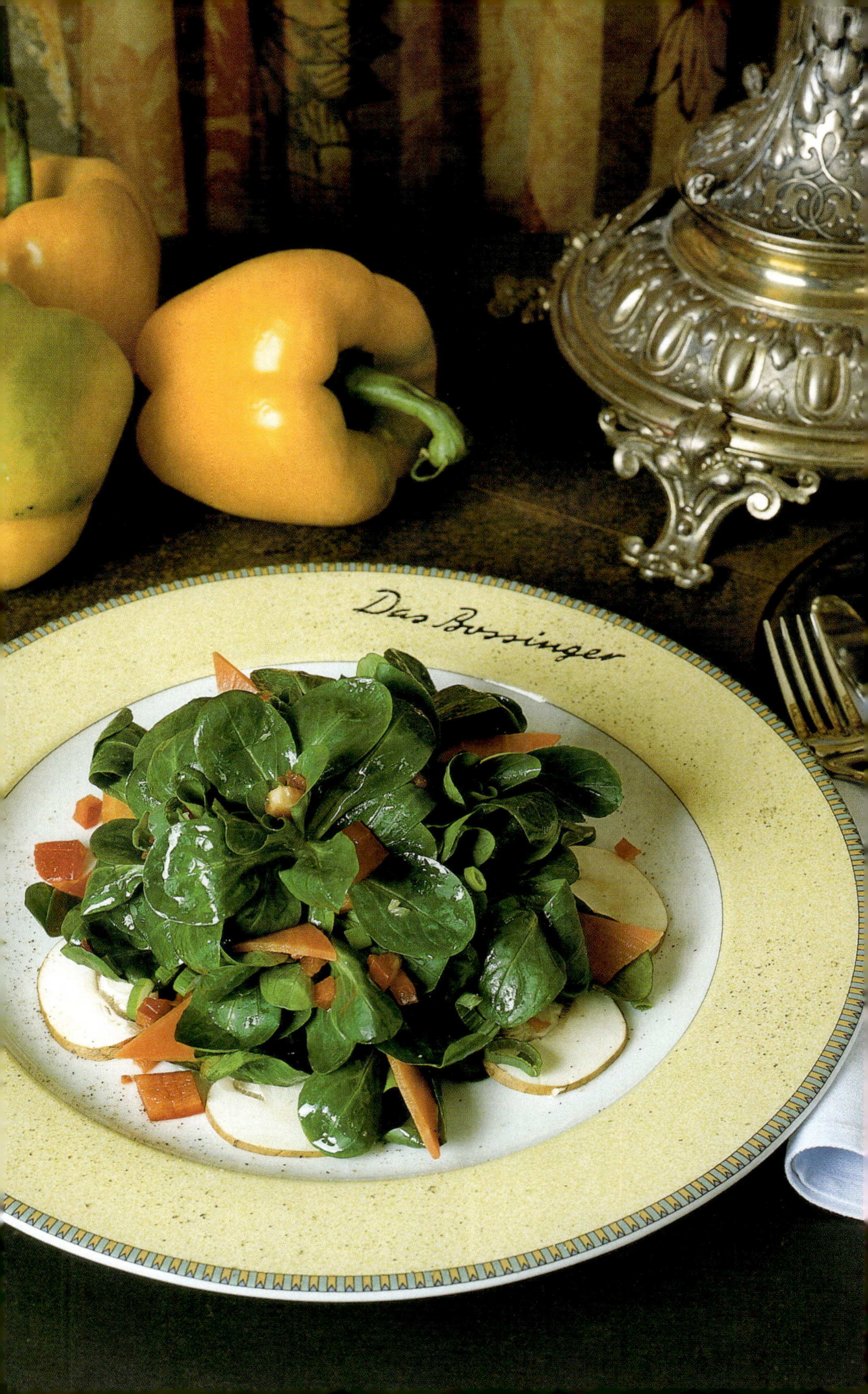
Das Bossinger

Sellerie-Möhren-Frischkost

Zutaten für 2 Personen:

1	*Möhre (100 g)*
1 Stück	*Sellerie (150 g)*
3 EL	*fettarmer Naturjoghurt (45 g)*
etwas	*Zitronensaft*
1 Msp.	*Senf (nach Belieben)*
1 Prise	*Zucker*
	Jodsalz
	Pfeffer
1 EL	*Sesamsamen (10 g)*
1/2 Bund	*Petersilie*

- Möhre und Sellerie waschen, putzen, schälen und raspeln. Für die Sauce den Joghurt mit Zitronensaft und den Gewürzen verrühren.
- Mit dem Gemüse mischen, abschmecken und mit Sesam bestreuen.

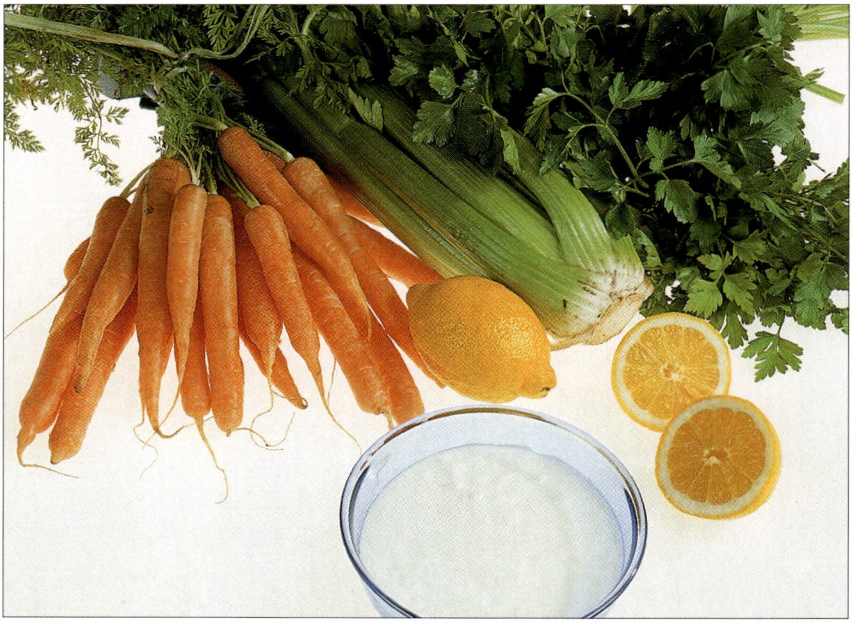

Pro Portion: 66 kcal, 278 kJ, 3 g EW, 4 g F, 5 g KH

Eisberg-Apfel-Salat mit Schafskäse

Zutaten für 2 Personen:

1/2 Kopf	*Eisbergsalat (150 g)*
1	*Apfel (100 g)*
4 EL	*fettarmer Joghurt (80 g)*
etwas	*Obstessig oder Zitronensaft*
1 Msp.	*Senf*
1 Prise	*Jodsalz*
1 Prise	*Zucker*
1 Prise	*Pfeffer*
80 g	*Schafskäse*

- Den Salat nach dem Waschen und Putzen trockenschleudern und zerpflücken oder in Streifen schneiden. Den Apfel waschen und mit Schale klein schneiden.
- Für die Sauce Joghurt, Essig oder Zitronensaft, Senf sowie die Gewürze kräftig miteinander verrühren. Mit dem Salat mischen und abschmecken.
- Den Schafskäse würfeln und über den fertigen Salat streuen.

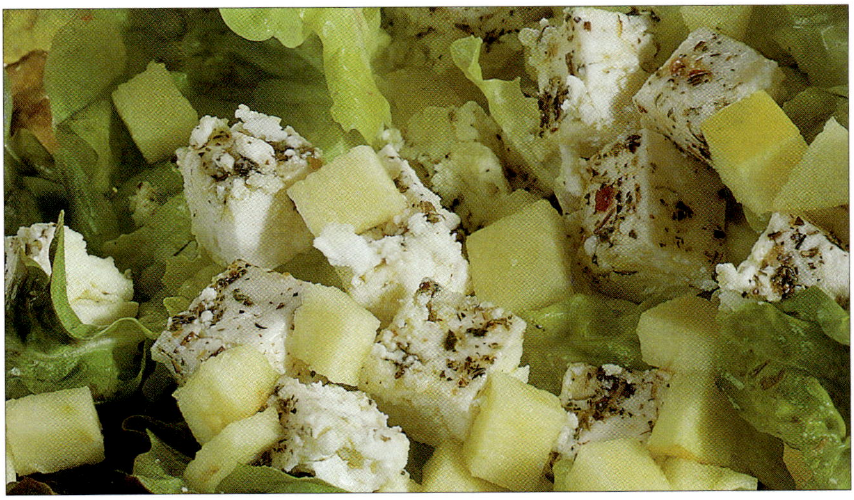

Pro Portion: 150 kcal, 626 kJ, 9 g EW, 8 g F, 10 g KH

Frühlingszwiebel-Gurken-Salat

Zutaten für 2 Personen:

1	*Salatgurke*
2	*Frühlingszwiebeln (60 g)*
einige	*Salatblätter*
1–2 TL	*(Weißwein-)Essig*
2 TL	*Sonnenblumenöl*
1 Prise	*Zucker*
	Jodsalz
	Pfeffer

- Die Gurke waschen, schälen und in dünne Scheiben hobeln. Frühlingszwiebeln waschen, putzen und in dünne Ringe schneiden. Salat ebenfalls waschen und klein zupfen.
- Für die Salatsauce Essig und Öl verquirlen, dann mit Zucker, Salz und Pfeffer würzen.
- Salatsauce über den Gurken-Frühlingszwiebel-Salat geben und noch einige Zeit zum Durchziehen stehen lassen.
- Vor dem Servieren mit dem grünen Salat vermischen.

Pro Portion: 75 kcal, 310 kJ, 2 g EW, 5 g F, 4 g KH

Sauerkraut-Frischkost

Zutaten für 2 Personen:

250 g	*Sauerkraut (Reformhaus)*
1	*Orange (200 g)*
etwas	*Orangensaft*
1 TL	*Sonnenblumen- oder Sojaöl*
1 Prise	*Jodsalz (nach Belieben)*
1 Prise	*Pfeffer (nach Belieben)*
1 Beet	*Kresse*

- Sauerkraut mit der Gabel lockern und grob schneiden. Die Orange schälen, klein schneiden und mit dem Sauerkraut mischen.
- Eine Marinade aus Orangensaft, Öl, Jodsalz und Pfeffer rühren. Unter die Rohkost mischen und alles abgedeckt durchziehen lassen.
- Vor dem Servieren mit der Kresse bestreuen.
- Wussten Sie übrigens, dass rohes Sauerkraut sehr gesund ist, da es viele Vitamine (B, C, K) enthält und durch seine Ballaststoffe der Darmträgheit entgegenwirkt?

Pro Portion: 41 kcal, 171 kJ, 1 g EW, 3 g F, 3 g KH

Rohkostteller mit Kräuterdip

Zutaten für 2 Personen:

500 g	*Gemüse der Jahreszeit, z. B. je 125 g Paprika, Zucchini, Staudensellerie, Tomaten*
1 Becher	*fettarmer Joghurt, 1,5 % Fett (150 g)*
1–2	*Knoblauchzehen*
	Schnittlauch
	Dill
	Petersilie
	Jodsalz
	Pfeffer

- Gemüse waschen und putzen. Die Paprika entkernen und in Streifen schneiden, die Zucchini in breite Stifte. Staudensellerie mit einem Sparschäler dünn abschälen und in längere Stücke schneiden. Tomaten in Scheiben schneiden, dabei den Stielansatz entfernen.
- Für den Dip die Kräuter hacken. Joghurt mit der durchgepressten Knoblauchzehe und den Kräutern kräftig verrühren. Mit Salz und Pfeffer abschmecken.

Pro Portion: 90 kcal, 381 kJ, 6 g EW, 2 g F, 13 g KH

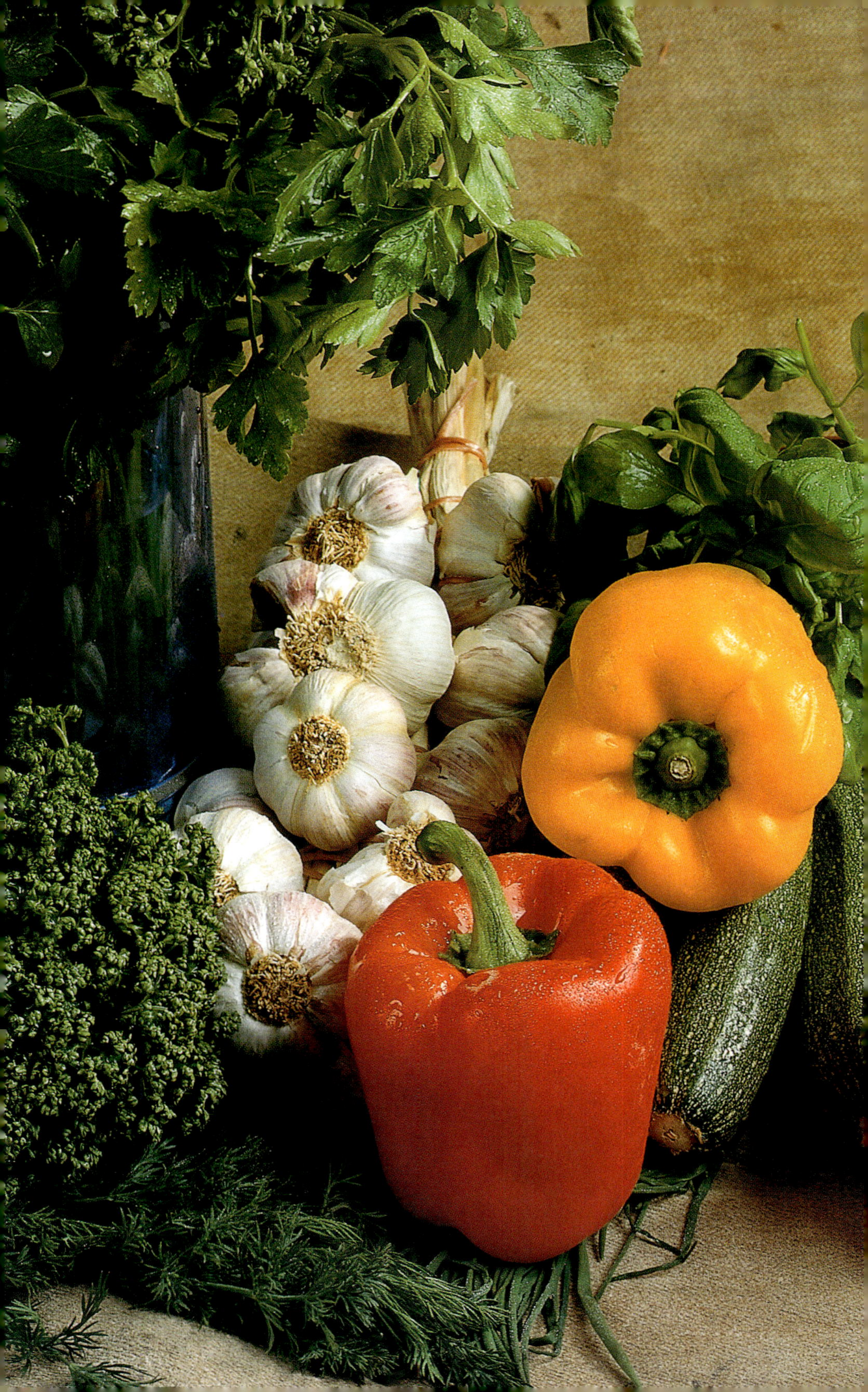

Fenchel-Zitronen-Rohkost

Zutaten für 2 Personen:

2 kleine	*Fenchelknollen (300 g)*
	Jodsalz
1	*Zitrone*
2 TL	*Sonnenblumenöl oder Olivenöl*
1 Prise	*weißer Pfeffer*
1 EL	*Kürbiskerne (10 g)*

- Fenchel waschen, putzen, dabei das Grün beiseite legen. Die Knolle halbieren, den Strunk entfernen und in sehr feine Streifen schneiden. Sparsam salzen und kurze Zeit abgedeckt stehen lassen.
- Eine Marinade aus Zitronensaft, Öl und den Gewürzen rühren, mit der Rohkost mischen und abschmecken.
- Zum Schluss die Rohkost mit fein gehacktem Fenchelgrün und den Kürbiskernen bestreuen.

Pro Portion: 220 kcal, 911 kJ, 10 g EW, 16 g F, 10 g KH

Kohlrabi-Spinat-Frischkost

Zutaten für 2 Personen:

150 g *$^1/_2$ Kopf*	*junger Blattspinat, frisch, oder* *grüner Salat*
1 Knolle	*junger Kohlrabi (150 g)*
2 EL	*Obst- oder Apfelessig*
2 TL	*Weizenkeimöl*
2 EL	*Gemüsebrühe*
1 Msp.	*Senf*
1 Prise	*Zucker*
	Jodsalz
	Pfeffer

- Spinat sorgfältig verlesen, gründlich waschen und trockenschleudern. Den Kohlrabi waschen, schälen und grob raspeln. Zarte Herzblätter beiseite legen.
- Für die Salatsauce Essig, Öl, Gemüsebrühe und Senf kräftig verquirlen. Mit den Gewürzen abschmecken.
- Die Spinatblätter auf eine Salatplatte legen, den Kohlrabi darauf anrichten und die Marinade darüber geben.
- Zum Schluss die Frischkost mit den fein gehackten Kohlrabi-Herzblättern bestreuen.

Pro Portion: 71 kcal, 296 kJ, 3 g EW, 5 g F, 3 g KH

Pikanter Brokkolisalat

Zutaten für 2 Personen:

400 g	*Brokkoli*
	Jodsalz
1 TL	*Gemüsebrühe*
2 EL	*Rotwein- oder Sherryessig*
2 EL	*Gemüsebrühe*
2 TL	*Weizenkeimöl*
etwas	*Meerrettich (nach Belieben)*
1 Msp.	*Senf*
	Jodsalz
	Pfeffer
1 TL	*Kapern*
2 TL	*Sonnenblumen-, Sesam- oder Pinienkerne (10 g)*
1 Bund	*Schnittlauch*

- Brokkoli waschen, putzen, dabei die Strünke der Haupttriebe eventuell leicht schälen, wenn sie verholzt sind. Den Kopf leicht salzen.
- Den Brokkoli in Gemüsebrühe je nach Strunkdicke 10–12 Minuten bissfest garen. Abkühlen lassen. In Röschen zerpflücken.
- Für die Sauce eine Marinade aus Essig, Öl, eventuell Meerrettich, Senf und den Gewürzen rühren und über die Brokkoliröschen geben. Abgedeckt etwas durchziehen lassen.
- Vor dem Servieren den Salat mit Kapern, Sonnenblumen-, Sesam- oder Pinienkernen und gehacktem Schnittlauch bestreuen.

Pro Portion: 127 kcal, 530 kJ, 8 g EW, 9 g F, 6 g KH

Weiße Bohnen mit Tomaten

Zutaten für 2 Personen:

1 große	*Fleischtomate (150 g)*
1 kl. Dose	*weiße Bohnen*
2 EL *1 EL*	*Rotweinessig oder* *Balsamico-Essig*
1–2 EL	*Gemüsebrühe (Pulver)*
2 TL	*Olivenöl*
1 Msp.	*Senf*
1 Bund	*Schnittlauch oder Basilikum*
1	*Zwiebel*
1 Prise	*Zucker*
	Jodsalz, Pfeffer
1–2	*Knoblauchzehen (nach Belieben)*

- Die Tomate mit kochendem Wasser überbrühen, enthäuten und in Würfel schneiden. Die Bohnen gut abtropfen lassen und zu den Tomatenwürfeln geben.
- Eine Marinade aus Essig, Brühe, Öl, Senf, den Kräutern und der fein gehackten Zwiebel rühren. Nach Belieben noch die durchgepressten Knoblauchzehen hinzufügen. Mit den Gewürzen abschmecken und über den Bohnen-Tomaten-Salat geben.
- Etwa eine Stunde gut durchziehen lassen und, wenn nötig, nochmals abschmecken.

Pro Portion: 195 kcal, 819 kJ, 12 g EW, 6 g F, 23 g KH

Apfel-Rettich-Salat

Zutaten für 2 Personen:

1 großer	*Apfel, süßsäuerlich (200 g)*
200 g	*weißer Rettich*
1 EL	*Zitronensaft*
1 Becher	*fettarmer Joghurt (150 g)*
1 TL	*Senf*
1 TL	*geriebener Meerrettich (Glas)*
2 EL	*Walnusskerne, gehackt (20 g)*
	Zitronensaft nach Belieben
	Jodsalz, weißer Pfeffer
	grüne Kräuter (nach Belieben)

- Apfel waschen, abtrocknen, vierteln, entkernen und quer in Scheiben schneiden. Sofort mit dem Zitronensaft beträufeln. Rettich schälen und in dünne Scheiben schneiden.
- Für die Marinade Joghurt, Senf, Meerrettich, Walnusskerne und Zitronensaft miteinander verrühren. Mit Jodsalz und Pfeffer abschmecken. Nach Geschmack gehackte Kräuter hinzufügen.
- Apfel- und Rettichscheiben unter die Sauce heben, 10 Minuten durchziehen lassen.

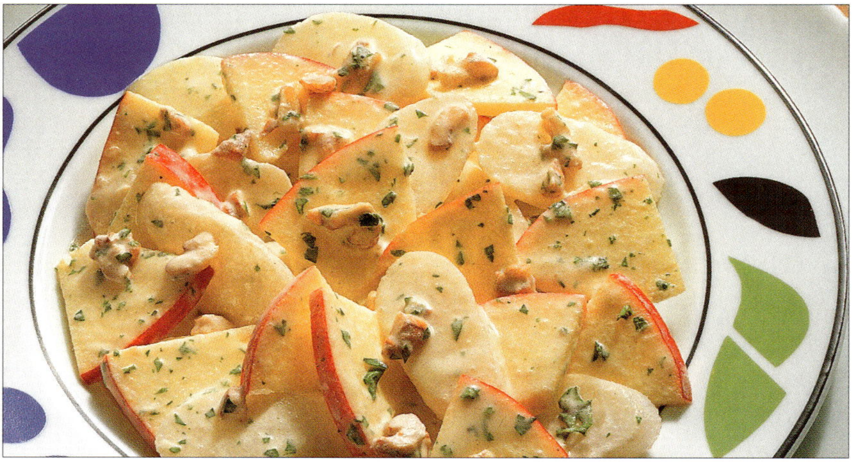

Pro Portion: 205 kcal, 805 kJ, 7 g EW, 9 g F, 22 g KH

Fruchtige Rotkohlfrischkost

Zutaten für 2 Personen:

1/4	*Rotkohl ohne Strunk (ca. 250 g)*
	Jodsalz (Rotkohl)
1 kleine	*Zwiebel*
1 EL	*Balsamessig oder Zitronensaft*
1 Msp.	*Akazienhonig*
2–3 EL	*Apfelsinensaft*
1 EL	*Sonnenblumenöl*
	Jodsalz (Marinade)
	Pfeffer
1	*Apfelsine (150 g)*
2 EL	*Walnusskerne, gehackt (20 g)*

- Rotkohl sehr fein hobeln oder schneiden. Mit etwas Jodsalz bestreut gründlich stampfen (Kartoffelstampfer), bis Flüssigkeit austritt und der Kohl weich wird. Die Zwiebel fein würfeln.
- Aus Essig bzw. Zitronensaft, Honig, Apfelsinensaft, Öl, Zwiebelwürfeln sowie Salz und Pfeffer eine Marinade herstellen. Sauce über den gehobelten Rotkohl geben, gründlich mischen und durchziehen lassen.
- Die Orange filetieren, klein schneiden und zum Salat geben. Zum Schluss die gehackten Walnusskerne darüber streuen.

Pro Portion: 183 kcal, 761 kJ, 5 g EW, 12 g F, 14 g KH

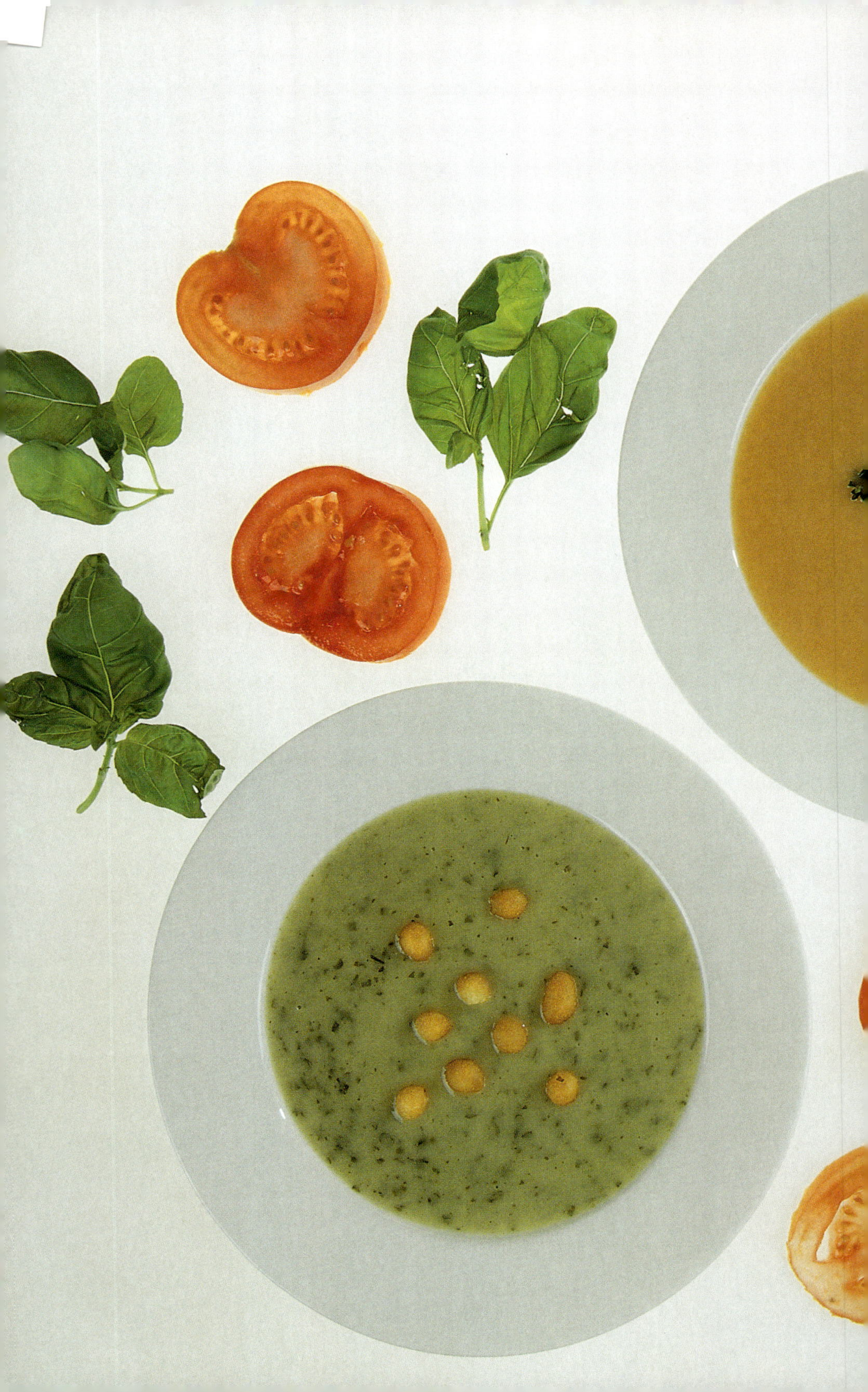

Suppen und Snacks

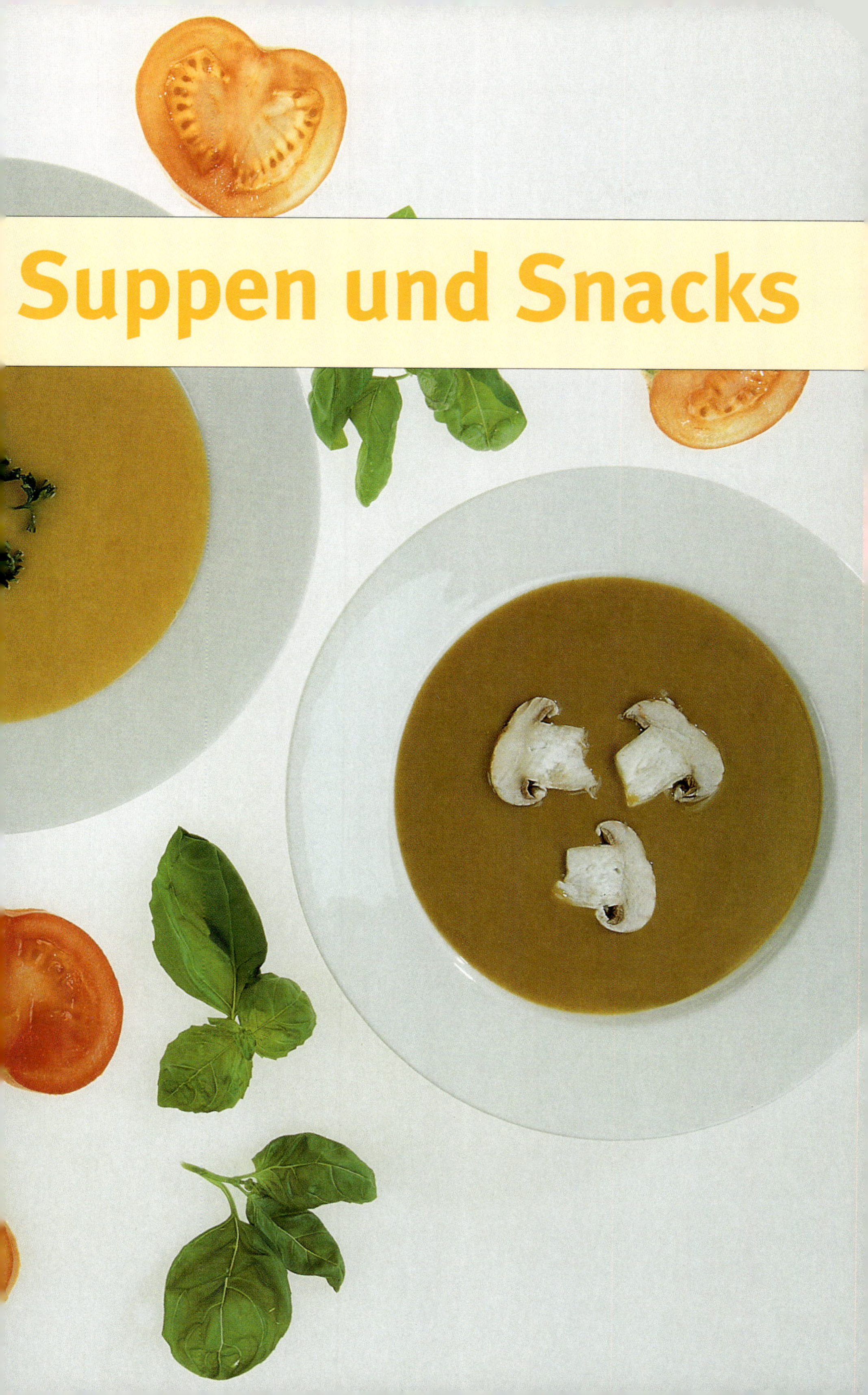

Brokkolisüppchen

Zutaten für 2 Personen:

200 g	*Brokkoli*
1	*Kartoffel (60 g)*
300–400 ml	*Gemüsebrühe*
2 EL	*süße Sahne (30 % Fett)*
	Muskat
	Jodsalz
	Pfeffer
1 Bund	*Schnittlauch, gehackt*

- Brokkoli waschen, putzen und in Röschen zerteilen. Die Stiele dünn schälen und klein schneiden.
- Kartoffel schälen, waschen, würfeln und zusammen mit Brokkoli und Gemüsebrühe zugedeckt etwa 10–15 Minuten bei kleiner Hitze kochen lassen.
- Die Suppe vom Herd nehmen und mit dem Pürierstab fein pürieren. Mit Sahne und den Gewürzen abschmecken.
- Vor dem Servieren mit Schnittlauchröllchen bestreuen.

Pro Portion: 99 kcal, 415 kJ, 5 g EW, 5 g F, 8 g KH

Überbackenes Gemüse auf Brot

Zutaten für 2 Personen:

6	*Frühlingszwiebeln (150 g)*
	Jodsalz
1 EL	*Sonnenblumenkerne (10 g)*
2	*Tomaten (130 g)*
2 Scheiben	*Bauernbrot (Roggenmischbrot) à 50 g*
2 TL	*Olivenöl*
100 g	*milder Schafskäse oder Mozzarella (45 % Fett i. Tr.)*
	Thymian
	Pfeffer
2 EL	*Oliven (30 g)*

- Frühlingszwiebeln waschen, putzen und in kochendem Salzwasser 1 Minute blanchieren, dann gut abtropfen lassen. Sonnenblumenkerne in einer Pfanne ohne Fett rösten. Tomaten in Scheiben schneiden, den Stielansatz entfernen.
- Brot mit dem Olivenöl beträufeln und mit Frühlingszwiebeln, Tomatenscheiben, Käse und Sonnenblumenkernen belegen.
- Mit Thymian und Pfeffer würzen und bei 220 °C überbacken, bis der Käse leicht gebräunt ist. Mit Oliven servieren.

Pro Portion: 345 kcal, 1444 kJ, 15 g EW, 20 g F, 27 g KH

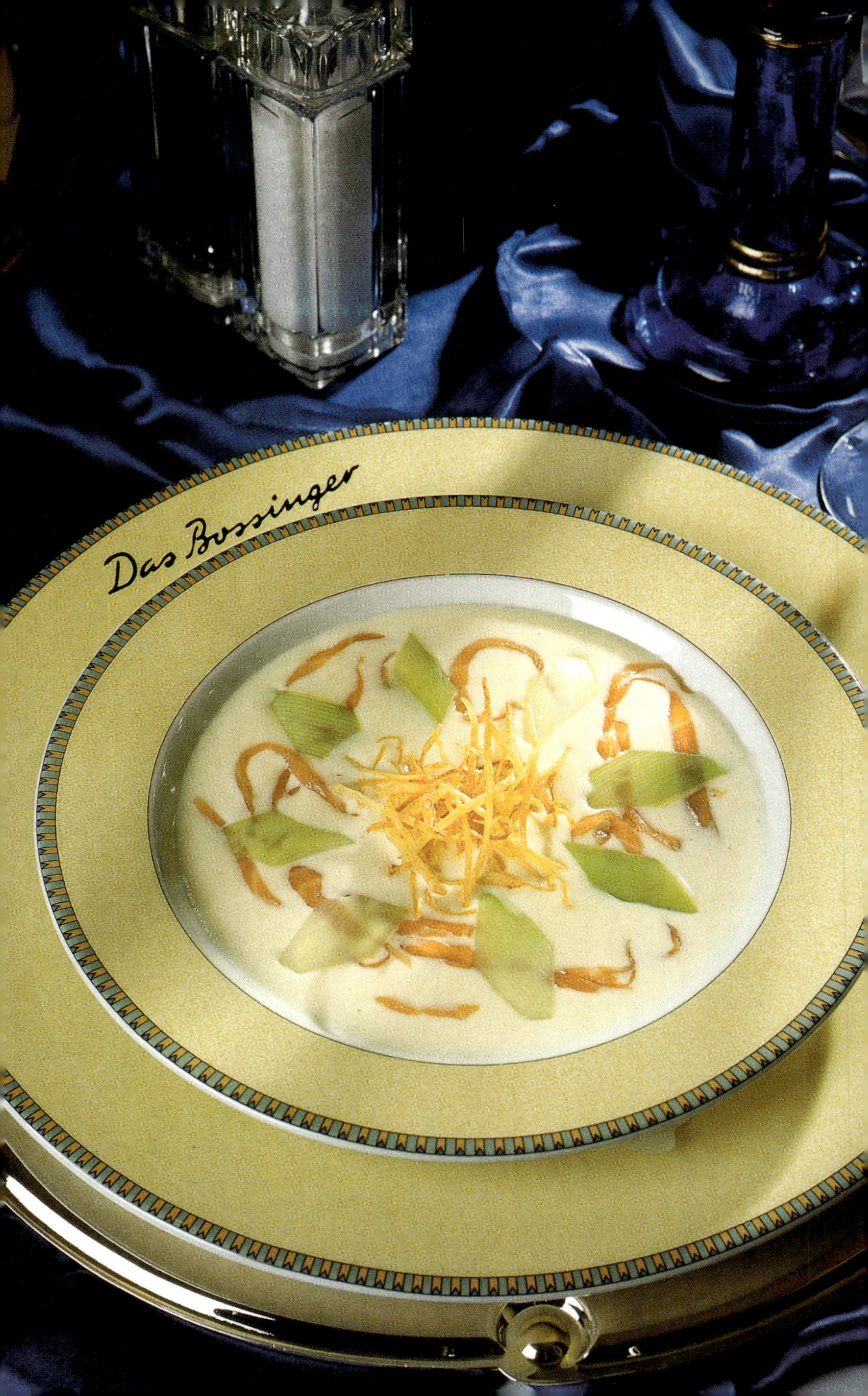
Das Bossinger

Kartoffel-Lauch-Suppe mit Lachs

Zutaten für 2 Personen:

500 g	*Kartoffeln (mehlig kochend)*
250 g	*Lauch (weißer Teil einer halben Stange)*
3/4–1 l	*Gemüsebrühe*
1 Prise	*Majoran*
1 Prise	*Muskat*
	Pfeffer (frisch gemahlen)
3 EL	*Crème fraîche (50 g)*
1 Bund	*Petersilie*
60 g	*Räucherlachs*

dazu: *Roggenbrötchen*

- Die Kartoffeln waschen, schälen und würfeln. Den Lauch nach dem Waschen und Putzen in feine Streifen schneiden.
- Die Gemüsebrühe zum Kochen bringen, Kartoffeln und Lauch hineingeben und alles zugedeckt etwa 15 Minuten garen lassen.
- Vom Herd nehmen und mit Majoran, Muskat, Pfeffer und Crème fraîche abschmecken.
- Mit der gehackten Petersilie und dem in Streifen geschnittenen Lachs servieren. Man kann die Suppe auch mit dünn geschnittenen Lauchscheiben garnieren.

Pro Portion: 379 kcal, 1590 kJ, 18 g EW, 14 g F, 43 g KH

Lachstoast auf Kiwis

Zutaten für 2 Personen:

2	*Kiwis*
2 TL	*weiche Diätmargarine (10 g)*
1–2 TL	*Meerrettich (Glas)*
2 Scheiben	*Roggen- oder Vollkorntoast*
4 Scheiben	*Räucherlachs à 30 g*
etwas	*Zitronenmelisse oder Kresse*

- Kiwis schälen und in Scheiben schneiden. Eine halbe Frucht mit der Gabel zerdrücken. Die Margarine mit Meerrettich und der pürierten Kiwi vermischen.
- Die Toasts rösten und mit der Meerrettich-Kiwi-Mischung bestreichen.
- Räucherlachs auf die Toasts legen, mit den Kiwischeiben und den Kräutern garnieren.

Pro Portion: 287 kcal, 1191 kJ, 19 g EW, 17 g F, 15 g KH

Pikanter Spinatkuchen

Zutaten für 4 Personen:

150 g	*trockener Magerquark*
6 EL	*Sonnenblumen- oder Sojaöl*
6 EL	*fettarme Milch*
1 Prise	*Jodsalz*
300 g	*Mehl*
1 Päckchen	*Backpulver*
1 EL	*Öl (zum Bestreichen)*
750 g	*frischer Blattspinat oder 2 Pckg. Tk.-Spinat*
etwas	*Gemüsebrühe (Instant-Pulver)*
	Muskat
2 Bund	*Frühlingszwiebeln (300 g)*
1	*Ei*
1 Becher	*saure Sahne, 10 % Fett (150 g)*
75 ml	*fettarme Milch*
	Jodsalz, Pfeffer
1–2	*Knoblauchzehen (nach Belieben)*
60 g	*Emmentaler, gerieben, 45 % Fett*

- Für den Quarkölteig Quark, Öl, Milch und Jodsalz in einer Schüssel verrühren. Mehl und Backpulver mischen, die Hälfte unter den Teig rühren, den Rest von Hand unterkneten. Teig auf ein mit Backpapier ausgelegtes Blech geben und ausrollen. Mit Öl bestreichen.
- Spinat waschen und tropfnass in einem geschlossenen Topf kurz dünsten, mit Gemüsebrühe und Muskat würzen. Frühlingszwiebeln waschen, putzen und schräg in 2 cm lange Röllchen schneiden. Abgetropfte Spinatmasse und Frühlingszwiebeln auf dem Teig verteilen.
- Ei mit saurer Sahne, Milch und den Gewürzen kräftig verquirlen. Je nach Geschmack durchgepresste Knoblauchzehen hinzufügen. Die Eimasse über dem Gemüse verteilen.
- Mit geriebenem Käse bestreuen. Bei 200 °C etwa 30–40 Minuten backen. Dazu passt Salat und Baguette.

Pro Portion: 99 kcal, 415 kJ, 5 g EW, 5 g F, 8 g KH

Vegetarische Pizza

Zutaten für 2 Personen:

Hefeteig:

125 g	*Weizenmehl, Type 1050*
1 TL	*Trockenhefe*
1 Prise	*Jodsalz*
75 ml	*fettarme Milch*
2 EL	*Sonnenblumen- oder Diätmargarine (20 g)*

Belag:

2–3 EL	*Tomatenmark*
1 große	*Fleischtomate (150 g)*
200 g	*frische Champignons*
200 g	*Brokkoliröschen*
1–2	*Knoblauchzehen (nach Belieben)*
	Jodsalz, Pfeffer
	Oregano
1 EL	*Olivenöl*
125 g	*Mozzarella*

- Mehl mit Hefe und Salz in eine Rührschüssel geben. Die Milch mit der Margarine erwärmen und hinzufügen. Allen Zutaten mit dem Knethaken eines Handrührgerätes zu einem glatten Teig vermengen.
- Den Teig zugedeckt an einem warmen Ort gehen lassen, bis sich das Teigvolumen verdoppelt hat. Dann nochmals durchkneten.
- Hefeteig in einer gefetteten kleinen Springform (Durchmesser 20 cm) ausrollen, den Teigrand hochziehen und den gesamten Teig dünn mit Tomatenmark bestreichen.
- Die Fleischtomate heiß überbrühen, enthäuten und in Scheiben schneiden. Champignons ebenfalls in Scheiben schneiden. Die Brokkoliröschen kurz blanchieren. Alles auf dem Teig verteilen, würzen, mit Olivenöl beträufeln und mit Mozzarellascheiben belegen.
- Im vorgeheizten Ofen bei 250 °C auf der untersten Schiene 15–20 Minuten backen. Zur Pizza passt ein Salatteller.

Pro Portion: 536 kcal, 2245 kJ, 27 g EW, 28 g F, 44 g KH

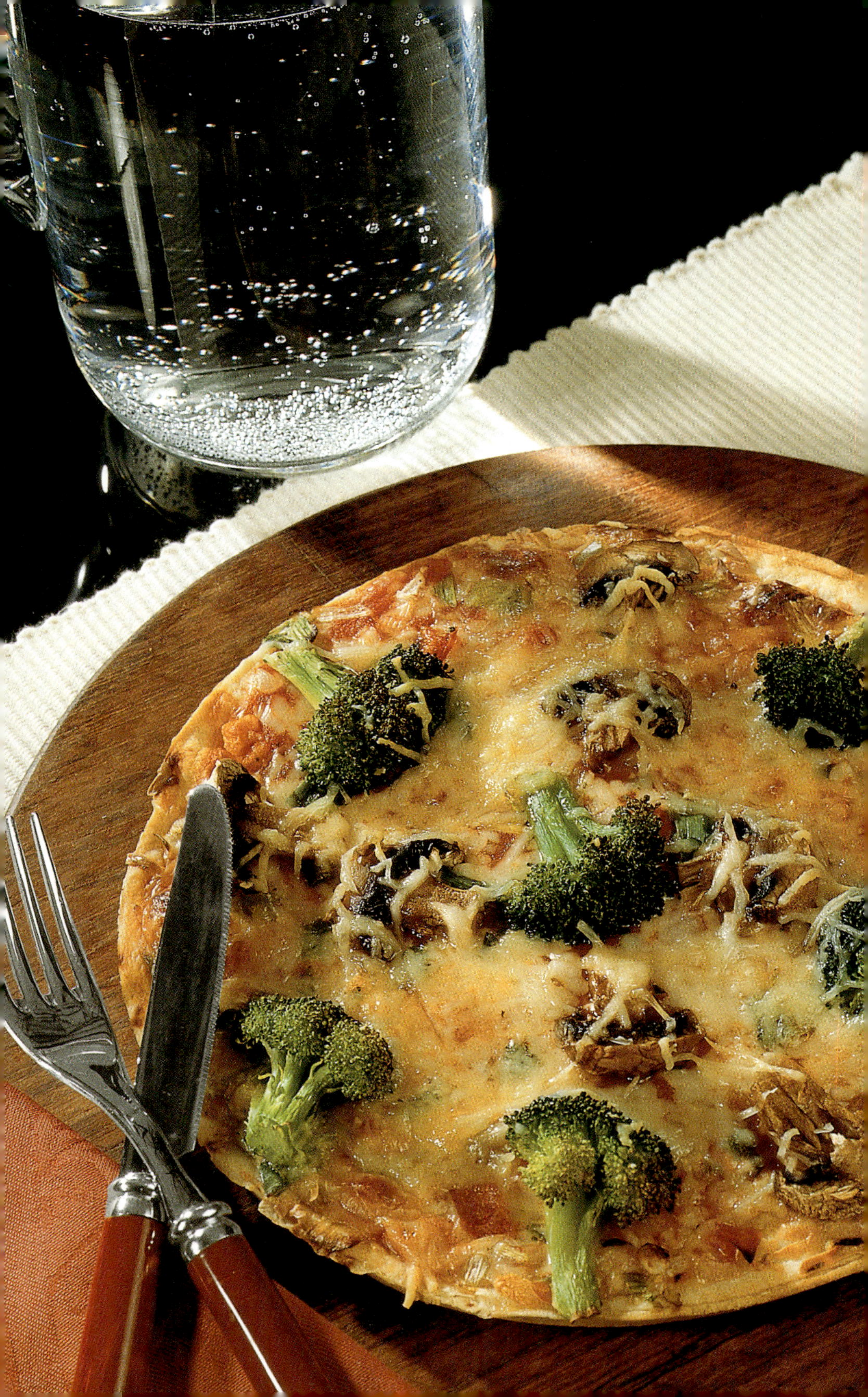

Roter Heringssalat

Zutaten für 2 Personen:

250 g	*Kartoffeln, gekocht (fest kochend)*
1	*Apfel, säuerlich (150 g)*
2	*Matjesfilets (à 80 g)*
200 g	*gekochte Rote Bete*
2	*Gewürzgurken à 50 g* *Gurkenbrühe*

Sauce:

6 EL	*fettarme Milch (1,5 % Fett)*
1 Msp.	*Senf*
	Jodsalz, Pfeffer
2 EL	*Sonnenblumen- oder Sojaöl*
2 EL	*Obstessig*
2 EL	*Joghurt (1,5 % Fett)*
	frischer Dill, gehackt

dazu: *Kräftiges Roggenbrot oder Vollkornbrot*

- Die gekochten Kartoffeln pellen, den Apfel schälen und entkernen. Kartoffeln, Apfel, Matjes und rote Bete in kleine Würfel schneiden. Alles in einer Schüssel mischen und mit Gurkenbrühe übergießen.
- Für die Salatsauce Milch, Jodsalz, Pfeffer und Senf verrühren, erst dann das Öl unter ständigem Rühren zugeben. Zum Schluss Essig und Joghurt zur Sauce mengen, abschmecken und über die Salatzutaten geben.
- Etwa 2 Stunden zugedeckt durchziehen lassen. Vor dem Servieren mit Dill bestreuen.

Pro Portion: 544 kcal, 2272 kJ, 21 g EW, 31 g F, 45 g KH

Dreiblattsalat mit Räucherlachs

Zutaten für 2 Personen:

100 g	*Feldsalat*
50 g	*Friséesalat*
50 g	*Römersalat*
100 g	*frische Champignons*
3 Scheiben	*Räucherlachs à 30 g*
1–2 EL	*Rotwein- oder Kräuteressig*
2 TL	*Sonnenblumen- oder Sojaöl*
etwas	*Gemüsebrühe (Instant-Pulver)*
1 Msp.	*Senf*
	Jodsalz
	Pfeffer
1 Prise	*Zucker*
1 Bund	*Kerbel oder glatte Petersilie*
dazu:	*Vollkorntoast*

- Blattsalate nach dem Waschen trockenschleudern und zerpflücken. Champignons gründlich putzen und in Scheiben schneiden, Räucherlachs in Streifen.
- Eine Marinade aus Essig, Öl, Gemüsebrühe und den Gewürzen rühren. Sauce mit den übrigen Salatzutaten mischen. Gehackte Kräuter über den Salat streuen.

Pro Portion: 195 kcal, 805 kJ, 16 g EW, 14 g F, 1 g KH

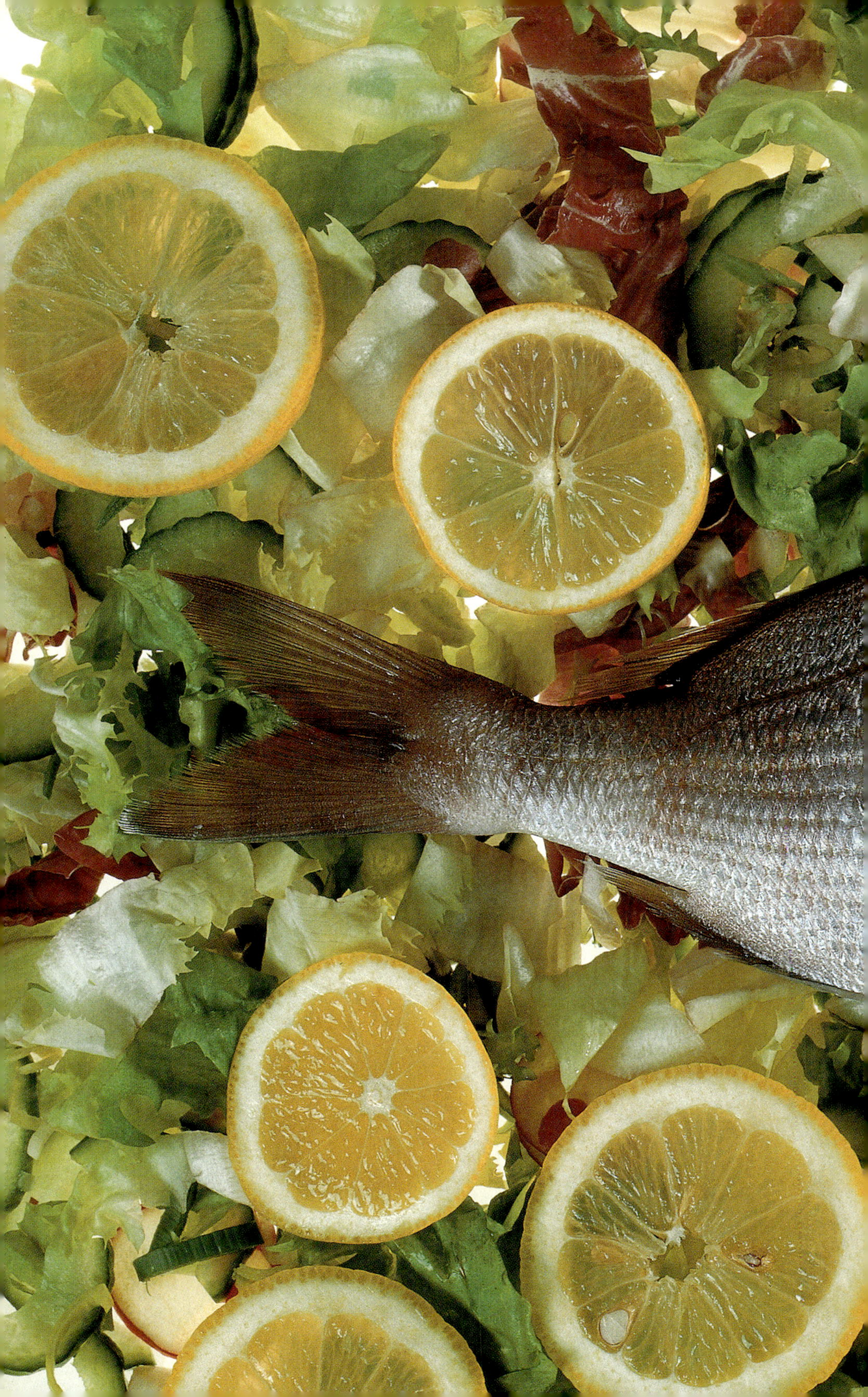

Fischgerichte

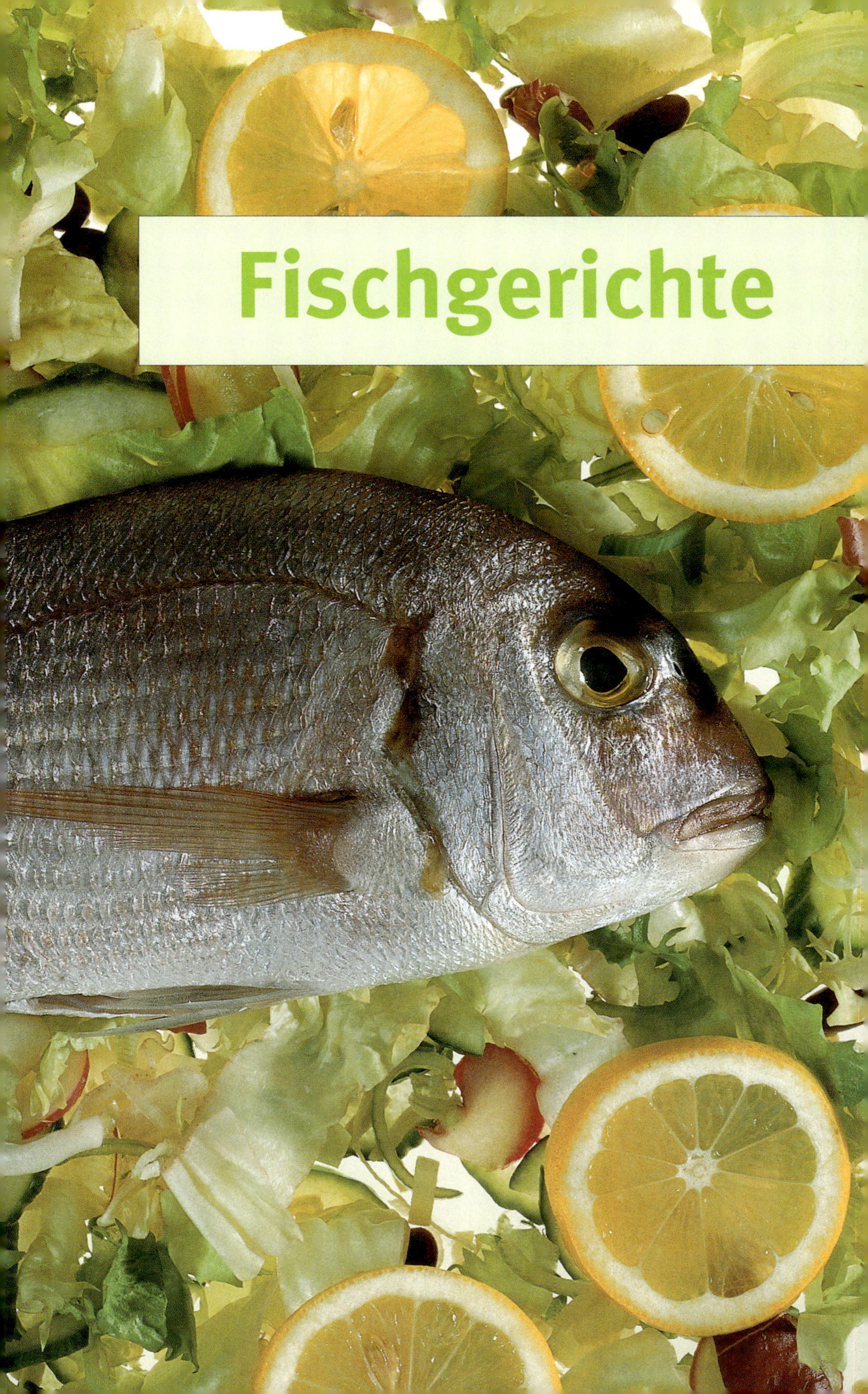

Gegrilltes Fischfilet mit Kapernsauce

Zutaten für 2 Personen:

2 Scheiben	*Lengfisch à 150 g*
1 TL	*Öl (5 g)*
	gehackte frische Salbeiblätter oder getr. Kräuter der Provence
	Zitronensaft
2 TL	*Olivenöl für die Soße (10 g)*
2 EL	*Kapern (40 g)*
etwas	*Gemüsebrühe (nach Belieben)*
	Jodsalz, Pfeffer

dazu: *Kartoffeln oder Roggenbaguette*

- Fischfilets abspülen, trockentupfen und mit dem Öl bepinseln. Eine Grillpfanne (oder beschichtete Pfanne) erhitzen und den Fisch von jeder Seite 2–3 Minuten grillen, eventuell etwas Mineralwasser angießen.
- Kräuter mit Zitronensaft, Olivenöl und Kapern mischen. Gegrillten Fisch mit dieser Mischung bedecken. Kurz weiterbraten, eventuell etwas Gemüsebrühe hinzufügen und zum Schluss mit Jodsalz und Pfeffer würzen.
- Tipp: Besonders lecker wirkt dieses südliche Gericht, wenn alles auf einem Teller mit knackigen Salatblättern angerichtet wird.

Pro Portion: 156 kcal, 656 kJ, 25 g EW, 6 g F, 0 g KH

Schneller Fischtopf

Zutaten für 2 Personen:

750 g	*frisches Gemüse, z. B. Möhren, Lauch, Sellerie, Kohlrabi, Wirsing*
400 g	*Kartoffeln*
1	*Zwiebel (40 g)*
2 TL	*Öl, z. B. Sojaöl (10 g)*
	Pfeffer, Jodsalz
etwa $^1/_2$ l	*Fischfond (Glas) oder Gemüsebrühe*
200 g	*festes Fischfilet*
	Zitronensaft, Jodsalz
	Liebstöckel oder Thymian, Petersilie
dazu:	*Vollkornbrötchen oder Brot*

- Gemüse putzen, waschen und klein schneiden. Kartoffeln waschen, schälen und würfeln. Zwiebel schälen, ebenfalls würfeln und in heißem Öl in einem großen, weiten Topf anbräunen. Gemüsewürfel dazugeben, ebenfalls andünsten.
- Kartoffeln auf das restliche Gemüse schichten. Würzen und mit Fischfond oder Brühe auffüllen. Zum Kochen bringen und zugedeckt etwa 20 Minuten bei kleiner Hitze köcheln lassen, eventuell noch etwas Fond zugeben. Wichtig: Nicht umrühren!
- Fischfilet waschen, trockentupfen, in große Würfel schneiden, mit Zitronensaft säuern, sparsam salzen und auf den Eintopf geben. Etwa 8–10 Minuten bei geschlossenem Deckel vorsichtig garen. Abschmecken und mit gehackten Kräutern servieren.

Pro Portion: 356 kcal, 1508 kJ, 30 g EW, 7 g F, 42 g KH

Gebratener Fisch mit Tomatensauce

Zutaten für 2 Personen:

2	*Fischfilets à 150 g*
etwas	*Zitronensaft*
	Jodsalz
1	*Zwiebel (40 g)*
1	*Knoblauchzehe*
4 TL	*Olivenöl (20 g)*
500 g	*Tomatenstückchen (Packung)*
	Pfeffer
1 Zweig	*frisches Basilikum*
1 EL	*geriebener Käse (10 g (Parmesan oder Gouda)*
1 TL	*Sonnenblumen- oder Pinienkerne (5 g)*

dazu: *Spaghetti (eifrei)*

- Fischfilets säubern, mit Zitronensaft beträufeln und salzen.
- Für die Tomatensauce Zwiebel und Knoblauch fein hacken und in 2 Teelöffel Olivenöl andünsten. Dann die Tomatenstückchen hinzufügen und alles leicht einkochen lassen.
- In der Zwischenzeit die Basilikumblättchen von den Stielen zupfen und grob hacken. Zu der Sauce geben.
- Die Fischfilets in den restlichen 2 Teelöffel Olivenöl rundherum anbraten.
- Servieren Sie die Filets halbiert und mit Tomatensauce übergossen. Zum Schluss dekorieren Sie das Gericht noch mit geriebenem Käse und Sonnenblumen- oder Pinienkernen.
- Dazu reichen Sie eifreie Spaghetti.

Pro Portion: 334 kcal, 1394 kJ, 33 g EW, 18 g F, 8 g KH

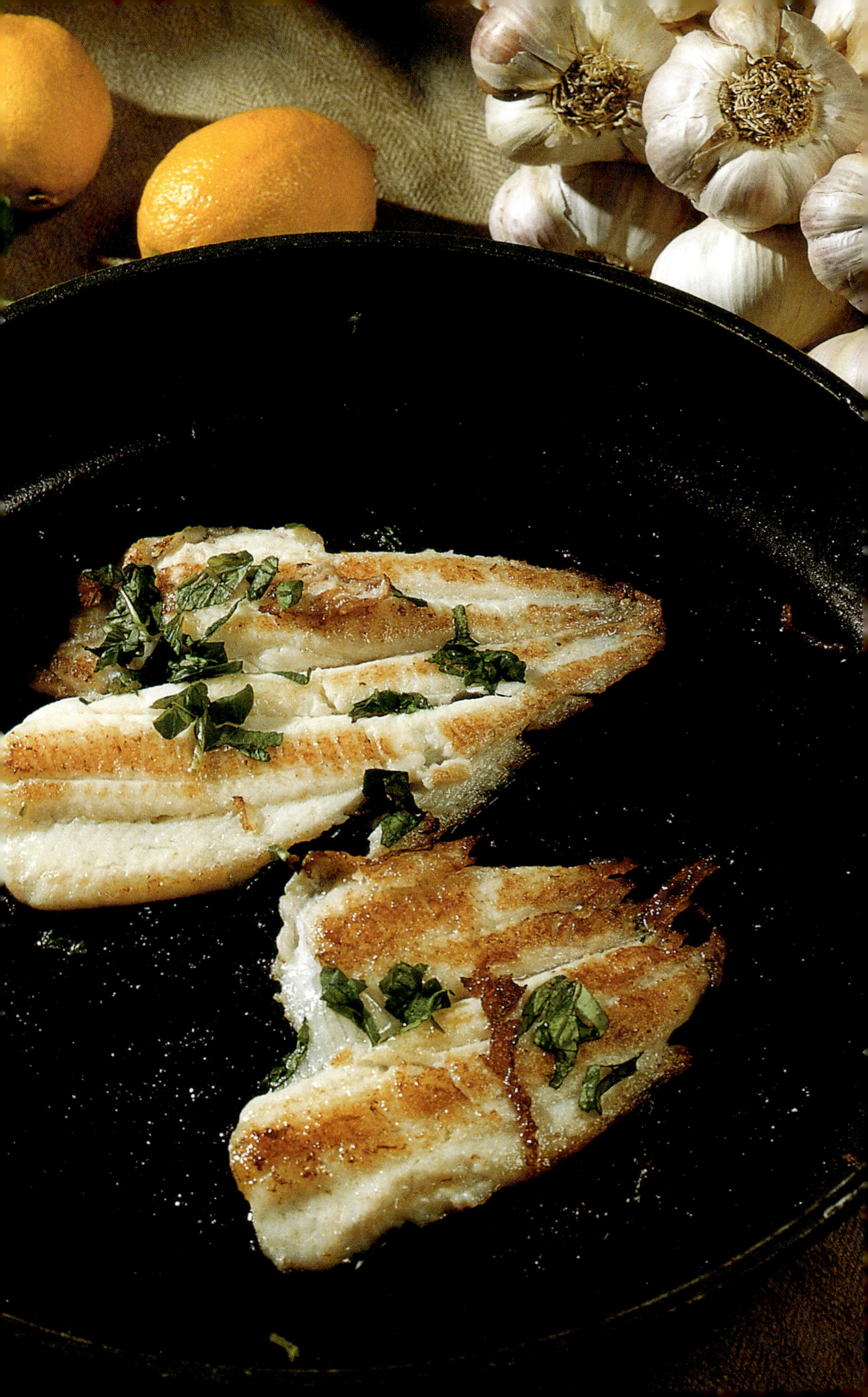

Schellfisch in Senfsauce

Zutaten für 2 Personen:

300 g	*Schellfisch (2 Portionen à 150 g)*
	Zitronensaft
	Jodsalz
	Pfeffer
1	*Zwiebel (40 g)*
1/8 l	*Fischfond (Glas)*

Sauce (kalt):

1/2	*Zwiebel (20 g)*
100 ml	*süße Sahne (30 % Fett)*
1 TL	*scharfer Senf*
1 TL	*milder Senf*
1 Msp.	*geriebener Meerrettich*
1 Prise	*Jodsalz*

dazu: *Petersilienkartoffeln und Salat oder Möhrengemüse*

- Schellfisch waschen, mit Zitronensaft säuern und salzen. 10 Minuten stehen lassen und mit Pfeffer würzen.
- Zwiebel schälen und in feine Würfel schneiden. Fischstücke, Zwiebel und Fischfond in einem geschlossenen, flachen Topf 10 Minuten vorsichtig köcheln lassen und 5 Minuten in der Nachwärme fertig garen.
- Für die Sauce Zwiebel in feine Würfel schneiden. Die Sahne leicht schaumig schlagen. Mit Senf, Meerrettich, Jodsalz und Zwiebelwürfeln verrühren und abschmecken. Getrennt zum Fisch servieren.

Pro Portion: 276 kcal, 1153 kJ, 28 g EW, 17 g F, 5 g KH

Knusperfisch mit Champignons

Zutaten für 2 Personen:

300 g	*Fischfilet (2 Portionen à 150 g Seelachs, Kabeljau, Lengfisch)*
	Zitronensaft, Jodsalz
	Pfeffer
500 g	*frische Champignons*
1	*Zwiebel (40 g)*
2 TL	*Sonnenblumenöl (10 g)*
	Jodsalz
2 EL	*Vollkornsemmelbrösel*
	glatte Petersilie
50 ml	*Sahne (30 % Fett)*
etwas	*Gemüsebrühe oder Fischfond (nach Belieben)*
dazu:	*Kartoffeln und Gurkensalat*

- Fischfilets säubern, mit Zitronensaft säuern und salzen. Mit Pfeffer würzen und in eine gefettete Auflaufform legen.
- Champignons gründlich putzen (nach Möglichkeit nicht waschen, nimmt das Aroma) und je nach Größe halbieren bzw. vierteln. Zwiebel würfeln.
- Öl erhitzen, Zwiebel und Pilze einige Minuten dünsten, salzen und über die vorbereiteten Fischfilets geben.
- Semmelbrösel mit klein gehackter Petersilie mischen und über den Gemüsefisch geben. Zum Schluss die Sahne und evtl. etwas Brühe oder Fond angießen.
- Auf mittlerer Schiene bei etwa 180–200 °C 30–35 Minuten backen lassen. Tipp: Mit Pergamentpapier abdecken, dann bleibt der Fisch schön saftig.

Pro Portion: 317 kcal, 1329 kJ, 35 g EW, 15 g F, 11 g KH

Dorade im Gemüsebett

Zutaten für 2 Personen:

2 kleine	*Doraden, küchenfertig (à ca. 350 g)*
	Thymian (frisch)
	Dill (frisch)
	Petersilie (frisch)
200 g	*Möhren*
400 g	*reife Tomaten*
300 g	*Lauch oder Frühlingszwiebeln*
150 g	*Sellerie oder Fenchel*
2	*Bratschläuche*
	Jodsalz, Pfeffer
ca. 100 ml	*Gemüsebrühe oder Fischfond*
	Petersilie zum Garnieren

dazu: *geröstetes Roggenbaguette*

- Doraden kalt abspülen. Kräuter ebenfalls kurz waschen und in den trockengetupften Fischbauch geben.
- Möhren waschen, schälen und in Stifte schneiden. Tomaten überbrühen, häuten und achteln. Lauch waschen, putzen und schräg in 2–3 cm lange Streifen schneiden. Sellerie bzw. Fenchel ebenfalls waschen, putzen und in Stifte schneiden.
- Das Gemüse jeweils in einen Bratschlauch geben. Dorade mit Jodsalz und Pfeffer würzen und auf das Gemüse legen. Mit Brühe oder Fischfond begießen, Bratschlauch schließen, oben einmal einstechen und auf den Backofenrost legen und bei 180 °C etwa 20–30 Minuten garen.
- Bratschlauch öffnen, Gemüsefisch auf vorgewärmte Teller geben und zum Schluss alles mit gehackter Petersilie bestreuen.

Pro Portion: 317 kcal, 1329 kJ, 35 g EW, 15 g F, 11 g KH

Fisch-Gemüse-Pfanne

Zutaten für 2 Personen:

300 g	*Kabeljaufilet (2 Filets à 150 g)*
	Zitronensaft, Jodsalz
1 TL	*Senf*
200 g	*Möhren*
200 g	*Fenchel*
200 g	*frische Champignons*
2 TL	*Sonnenblumenöl (10 g)*
	Jodsalz
1/2 Tasse	*Gemüsebrühe*
1 Bund	*glatte Petersilie*

- Fischfilets säubern, mit Zitronensaft säuern, salzen und mit Senf bestreichen.
- Möhren und Fenchel waschen, putzen und klein schneiden. Champignons gründlich putzen und je nach Größe halbieren oder vierteln.
- Sonnenblumenöl in einer tiefen Pfanne erhitzen, Gemüse darin andünsten, etwas salzen. Gemüsebrühe angießen und kurz weiterdünsten. Die Fischfilets auf das Gemüse geben und ca. 15 Minuten bei kleiner Hitze und geschlossenem Deckel garen lassen.
- Abschmecken und mit gehackter Petersilie bestreuen. Der Fisch sollte nicht zerfallen, deshalb nicht viel in der Pfanne rühren!

Pro Portion: 227 kcal, 957 kJ, 33 g EW, 7 g F, 9 g KH

Fischauflauf mit Spinatfüllung

Zutaten für 2 Personen:

400 g	*Seelachsfilet*
etwas	*Zitronensaft*
	Jodsalz, Pfeffer
300 g	*Blattspinat (gefroren)*
	Instant-Gemüsebrühe
	Muskat
100 g	*saure Sahne (10 % Fett)*
1 TL	*Öl für die Auflaufform (5 g)*
1 EL	*geriebener Käse (10 g Parmesan)*

dazu: *Naturreis*

- Fischfilets säubern, mit Zitronensaft beträufeln, dann salzen und pfeffern.
- Den gefrorenen Spinat mit etwas Wasser erhitzen, mit Gemüsebrühe nach Geschmack würzen und 10 Minuten dünsten.
- Die Hälfte des Fischfilets in eine mit Öl gefettete Auflaufform geben. Den gedünsteten Spinat darauf verteilen und mit dem restlichen Fisch bedecken.
- Saure Sahne mit dem Käse und wenig Jodsalz verrühren und den Fisch damit bestreichen.
- Den Auflauf im Backofen bei ca. 200 °C etwa 35–40 Minuten garen (mittlere Schiene). Eventuell 10 Minuten vor Ende der Garzeit abdecken.

Pro Portion: 269 kcal, 1133 kJ, 40 g EW, 11 g F, 3 g KH

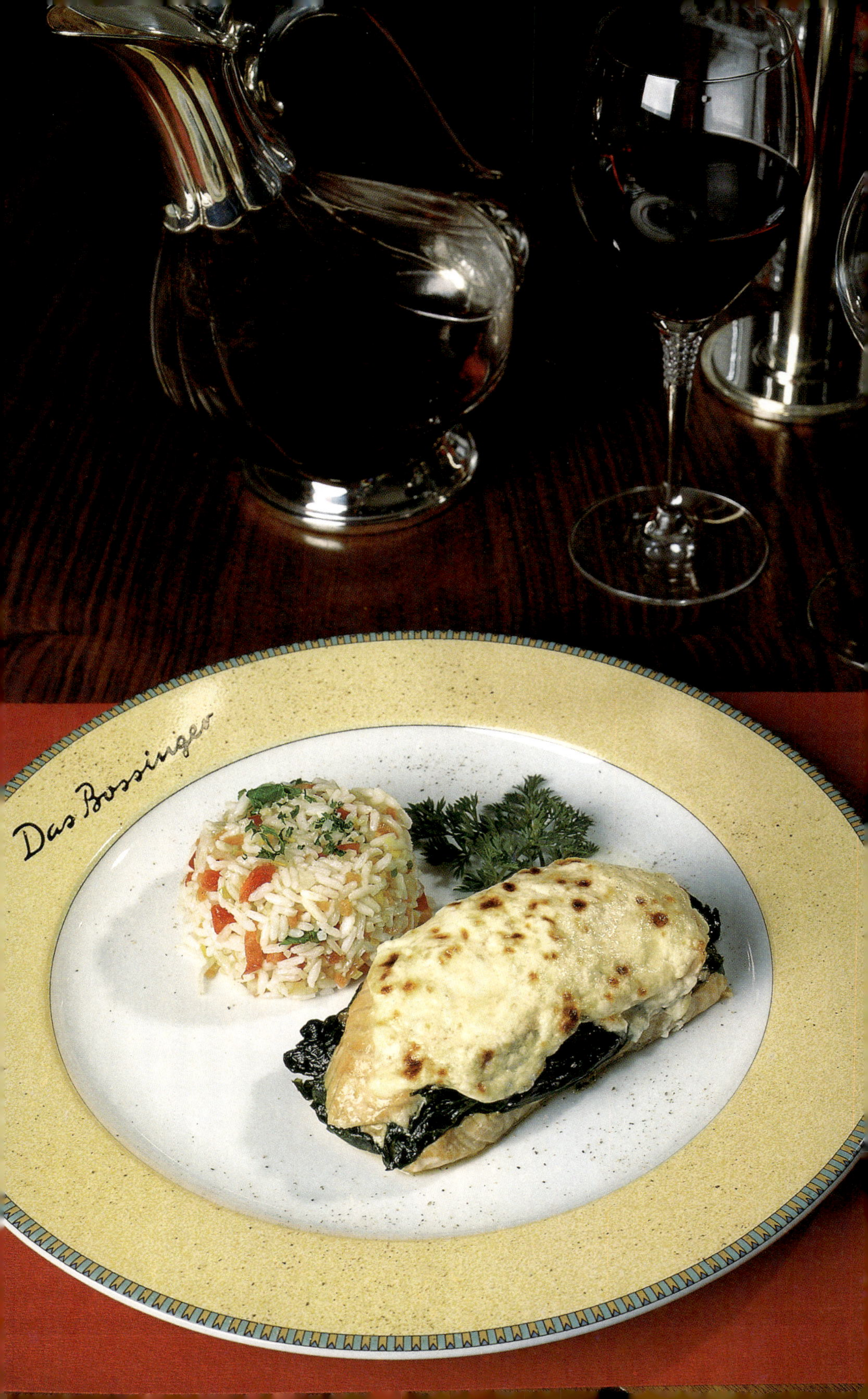
Das Bossinger

Forelle blau

Zutaten für 2 Personen:

2	*frische Forellen à 350 g (küchenfertig)*
	Jodsalz
1/8 l	*Essig*
1 kl. Bund	*Suppengrün*
1	*Zwiebel*
1/8 l	*Essig*
1/8 l	*Fischfond*
	Jodsalz, Lorbeerblatt
einige	*Pfefferkörner*
einige	*Zitronenscheiben*
etwas	*Petersilie*

dazu: *Kartoffeln und Blattsalat*

- Forellen vorsichtig waschen, nur innen salzen und auf eine tiefe Platte legen. Essig erhitzen (achten Sie auf gute Qualität!), Forellen damit übergießen und 5–10 Minuten stehen lassen, bis sie sich blau verfärbt haben.
- Suppengrün waschen, putzen, klein schneiden. Zwiebeln schälen und vierteln.
- Essig, Fischfond, Gewürze, Suppengrün und Zwiebel zum Kochen bringen. Forellen nebeneinander mit der Bauchseite nach unten in einen Siebeinsatz geben (Spezial-Fischtopf) und über dem Sud 15–20 Minuten dämpfen.
- Forellen vorsichtig herausnehmen, auf einer vorgewärmten Platte anrichten und mit Zitronenscheiben und Petersilie garnieren.

Pro Portion: 357 kcal, 1509 kJ, 60 g EW, 10 g F, 2 g KH

Gedünsteter Lachs auf jungem Gemüse

Zutaten für 2 Personen:

300 g	*frische Lachsfilets à 150 g (oder Tk.-Ware)*
	Zitronensaft
1 Bund	*Kerbel oder glatte Petersilie*
450 g *500 g*	*Kohlrabi (3 Knollen) oder* *Möhren*
etwas	*Gemüsebrühe*
	Jodsalz, Pfeffer
1 TL	*Öl für die Auflaufform*
1 TL	*Weizenmehl (5 g)*
etwa 1/8 l	*Gemüsebrühe oder Fischfond aus dem Glas*
	Zitronensaft
1 Becher	*Naturjoghurt, fettarm (150 g)*
	Jodsalz (Sauce)

dazu: *Kartoffeln*

- Lachsfilets waschen, mit Zitronensaft beträufeln und halbieren. Kräuter hacken. Kohlrabi waschen, schälen, in dünne, längliche Streifen schneiden. Mit Gemüsebrühe im geschlossenen Topf 2–3 Minuten bissfest dünsten. Backofen auf 220 °C vorheizen.
- Die vier dünnen Lachsfilets in eine flache, gefettete Auflaufform legen, salzen, pfeffern, mit Kohlrabistreifen und etwas Brühe sowie gehackten Kräutern bedecken. Auf der untersten Schiene etwa 15 Minuten garen.
- Für die Sauce Mehl in einem nicht zu kleinen Topf (ohne Fett!) knapp 2 Minuten hell rösten. Beiseite stellen. Kalte Brühe, am besten Fischfond, auf einmal zugießen und mit dem Schneebesen kräftig glatt rühren. Bei schwacher Hitze unter ständigem Rühren 5 Minuten köcheln lassen. Sauce mit Zitronensaft würzen, Joghurt einrühren und abschmecken. Fisch und Kohlrabi anrichten und mit der Joghurtsoße umgießen.

Pro Portion: 425 kcal, 1781 kJ, 37 g EW, 24 g F, 14 g KH

Lachsragout mit Tagliatelle

Zutaten für 2 Personen:

250 g	*Lachs (frisch oder tiefgefroren)*
1	*Zitrone*
1 TL	*Diät- oder Sonnenblumen-margarine (5 g)*
1 EL	*Mehl (10 g)*
200 ml	*fettarme Milch (1,5 % Fett)*
1 TL	*Instant-Gemüsebrühe*
1/2 Pckg.	*Tiefkühl-Kräutermischung*
etwas	*Jodsalz, Pfeffer*
250 g	*Tagliatelle (Hartweizengrieß, ohne Ei)*
1 EL	*Kürbiskerne (10 g)*

dazu: *Rohkost oder Salat*

- Frischen Lachs enthäuten, entgräten und in größere Würfel oder Scheiben schneiden. Mit Zitronensaft beträufeln.
- In einem Topf die Margarine zerlassen und das Mehl darin unter Rühren anschwitzen. Nach und nach die Milch darunter quirlen.
- Brühe und Kräuter in die Schwitze geben, mit Salz und Pfeffer würzen. Den zerkleinerten Lachs in der Sauce bei kleiner Hitze gar ziehen lassen.
- In der Zwischenzeit die Bandnudeln nach Packungsangabe in reichlich Salzwasser bissfest garen.
- Das Lachsragout abschmecken und über die gegarten Nudeln geben.
- Wer mag, kann das Gericht am Schluss noch mit Kürbiskernen bestreuen oder mit Türmchen aus Roter Bete schmücken

Pro Portion: 803 kcal, 3384 kJ, 45 g EW, 25 g F, 99 g KH

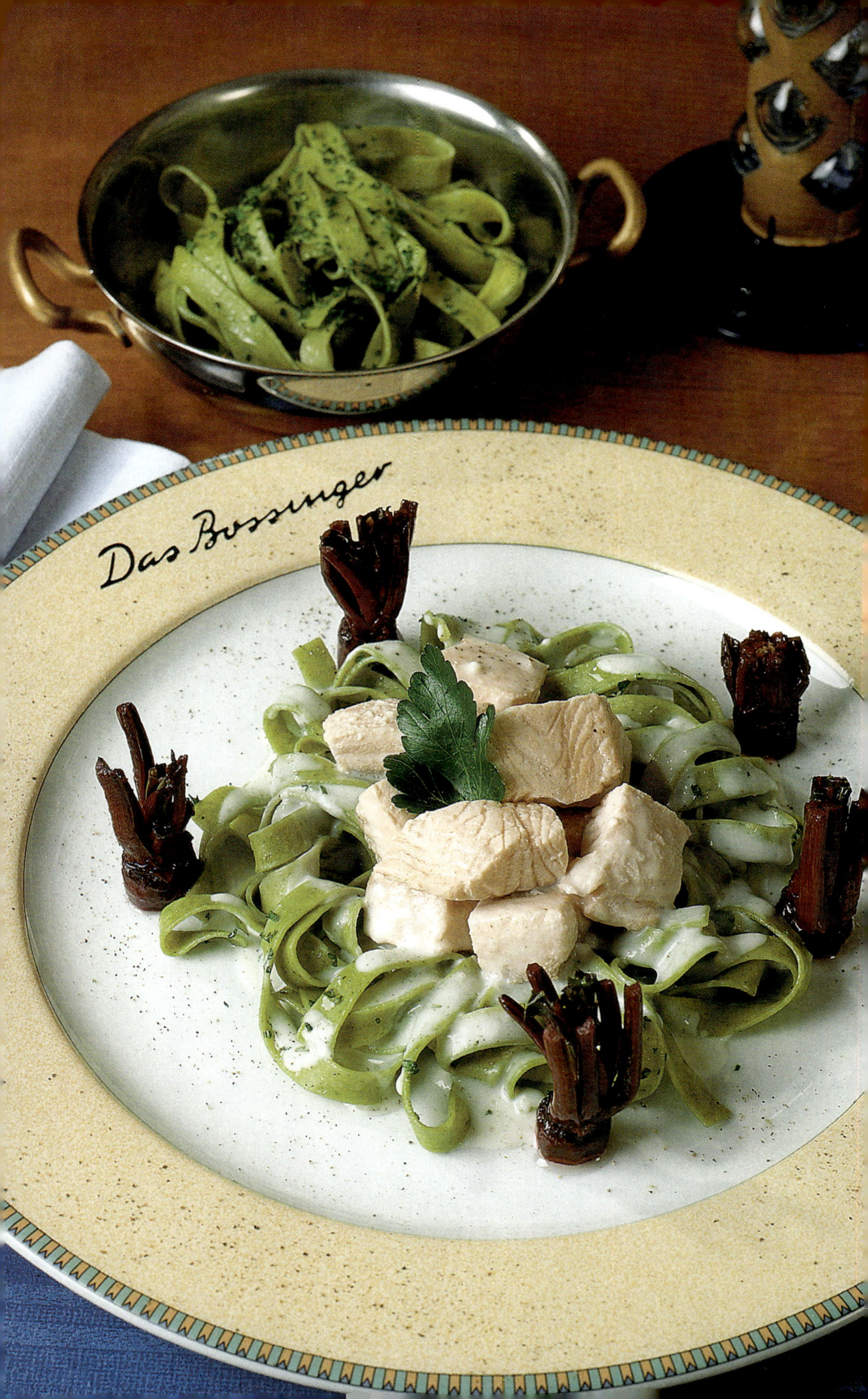
Das Bossinger

Gurken-Dill-Gemüse mit Räucherlachs

Zutaten für 2 Personen:

1 große	*Salatgurke (500 g)*
1 EL	*Sonnenblumenöl (10 g)*
1–2 EL	*Senfkörner (Glas)*
etwas	*Gemüsebrühe (nach Belieben)*
	Jodsalz, Pfeffer
1–2 TL	*Honig (5 g)*
2 Bund	*Dill*
1 Becher	*saure Sahne, 10 % Fett (150 g)*
120 g	*Räucherlachs, 2 dünne Scheiben*

dazu: *Naturreis und Obst als Nachtisch*

- Gurke waschen, schälen, längs halbieren und mit einem Teelöffel entkernen. Die Hälften quer in Scheiben schneiden.
- Das Öl in einer tiefen Pfanne erhitzen, die Senfkörner kurz darin andünsten und die Gurkenscheiben zugeben. Alles abgedeckt etwa 8 Minuten dünsten, eventuell etwas Gemüsebrühe hinzufügen.
- Mit Jodsalz, Pfeffer und Honig würzen. Die Hälfte des Dills hacken, den Rest von den Stängeln zupfen. Saure Sahne mit gehacktem Dill, Jodsalz und Pfeffer verrühren.
- Gurkengemüse lauwarm anrichten, mit Dillsträußchen garnieren. Mit dem Dip aus saurer Sahne und den Lachsscheiben servieren.

Pro Portion: 342 kcal, 1411 kJ, 21 g EW, 24 g F, 9 g KH

Lachs mit grünen Nudeln

Zutaten für 2 Personen:

1	*Zwiebel (40 g)*
1	*Salatgurke (500 g)*
2 TL	*Diätmargarine (10 g)*
etwas	*Gemüsebrühe*
250 g	*Lachsfilet, frisch oder tiefgefroren*
	Jodsalz
200 g	*grüne Bandnudeln*
1 Bund	*Dill*
125 ml	*Kaffeesahne, 10 % Fett*
1 EL	*Speisestärke (10 g)*

dazu: *frisches Obst als Nachtisch*

- Zwiebel schälen und würfeln. Gurke waschen, schälen und längs halbieren. Mit einem Teelöffel die Kerne entfernen. Die Hälften dann quer in Scheiben schneiden.
- Zwiebelwürfel im Fett andünsten, Gurkenstücke dazu in den Topf geben und kurz dünsten lassen. Mit etwas Gemüsebrühe auffüllen und zugedeckt einige Minuten garen.
- Lachsfilet würfeln, salzen, auf das Gurkengemüse legen und im geschlossenen Topf etwa 10 Minuten dünsten.
- In der Zwischenzeit die Nudeln bissfest kochen. Dill abzupfen. Lachs mit einer Schaumkelle vorsichtig aus dem Topf nehmen und warm halten.
- Gurkengemüse mit der Kaffeesahne aufkochen. Speisestärke mit etwas kaltem Wasser anrühren und Gemüse damit binden. Noch mal aufkochen lassen und abschmecken.
- Nudeln abgießen und mit dem Gurkengemüse mischen. Lachswürfel dazugeben, alles mit Dill bestreuen und sofort servieren.

Pro Portion: 765 kcal, 3213 kJ, 40 g EW, 30 g F, 81 g KH

Pochierter Lachs mit Kressesauce

Zutaten für 2 Personen:

2 Scheiben	*frischer Lachs à 200 g*
	Zitronensaft
	Jodsalz
1	*Zwiebel (40 g)*
2 EL	*Diät- oder Sonnenblumen-margarine (20 g)*
100 ml	*Gemüsebrühe oder trockener Weißwein*
100 g	*saure Sahne (10 % Fett)*
	weißer Pfeffer, frisch gemahlen
1 TL	*Zitronensaft*
1 Kästchen	*Kresse*

dazu: *Kartoffeln und Salat*

- Lachs abspülen und trockentupfen. Mit Zitronensaft beträufeln und mit Jodsalz würzen.
- Zwiebel fein würfeln und mit der Margarine in einer Pfanne goldbraun andünsten. Lachs hinzugeben und von beiden Seiten anbraten.
- Wein oder Brühe angießen und den Lachs bei schwacher Hitze etwa 6–8 Minuten gar ziehen lassen. Danach den Fisch herausnehmen und abgedeckt zur Seite stellen.
- Für die Sauce die saure Sahne gut mit dem Fischfond in der Pfanne verrühren und einkochen lassen. Mit Pfeffer, Jodsalz und Zitronensaft abschmecken. Jetzt den Fisch in der Sauce kurz erwärmen. Die Kresseblättchen über der Pfanne abschneiden.
- Den Lachs auf vorgewärmten Tellern servieren und mit der Sauce überziehen. Dazu passen Kartoffeln und Salat.

Pro Portion: 541 kcal, 2251 kJ, 41 g EW, 40 g F, 3 g KH

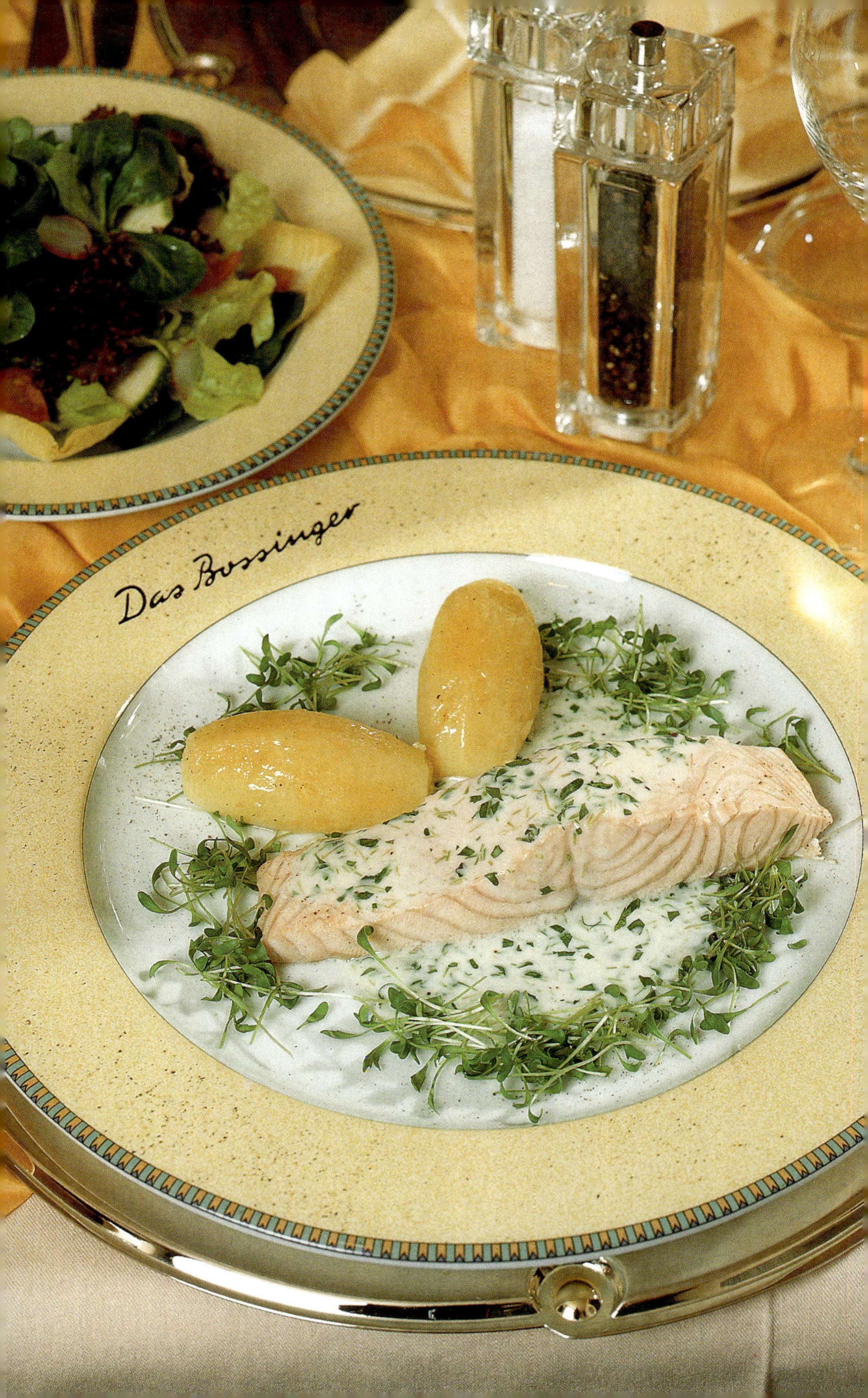
Das Bossinger

Lachs mit Tomaten-Brokkoli-Gemüse

Zutaten für 2 Personen:

2	*Fleischtomaten (250 g)*
1–2 EL	*Balsamessig*
	Jodsalz, Pfeffer
etwas	*Gemüsebrühe (nach Belieben)*
400 g	*Brokkoli*
2	*Lachskoteletts (à 200 g)*
2 EL	*Sonnenblumenöl (20 g)*
1	*Zitrone*

dazu: *Kartoffeln*

- Tomaten mit kochendem Wasser überbrühen, häuten und vierteln. Stielansätze herausschneiden, entkernen und in Spalten schneiden.
- Kerne und Saft auffangen, durch ein Sieb streichen und mit dem Essig, Jodsalz, Pfeffer und etwas Gemüsebrühe verrühren. Nach Belieben noch weitere 1–2 Esslöffel Gemüsebrühe hinzufügen.
- Brokkoli waschen, putzen und in kochendem Salzwasser 8–10 Minuten garen. Lachskoteletts abspülen, trockentupfen, salzen, mit Öl bepinseln und auf den Backofenrost legen.
- Auf die zweite Einschubleiste von unten in den auf 250 °C vorgeheizten Backofen schieben und 10–15 Minuten garen.
- Gegarten Brokkoli in Röschen teilen, mit Tomatenstückchen und der Balsamsauce mischen und zum Lachs servieren. Mit Zitronenscheiben garnieren.

Pro Portion: 567 kcal, 2369 kJ, 48 g EW, 38 g F, 8 g KH

Lachs aus der Auflaufform

Zutaten für 2 Personen:

400 g	*Lachsfilet (frisch oder tiefgefroren)*
	Jodsalz
etwas	*Zitronensaft*
1/2 TL	*Öl für die Form (3 g)*
1–2	*unbehandelte Zitronen*
1 Bund	*glatte Petersilie*
100 g	*saure Sahne, 10 % Fett*
1/4 Tasse	*Gemüsebrühe*
dazu:	*Vollkornbaguette oder Naturreis und Blattsalat*

- Lachsfilet abspülen, trockentupfen und in 4 Streifen schneiden. Salzen und mit Zitronensaft beträufeln.
- Eine kleine Auflaufform mit Öl auspinseln und die Lachsstücke hineinsetzen. Zitronen waschen, längs halbieren und in Scheiben schneiden. Zitronenscheiben zwischen die Lachsscheiben schieben.
- Petersilie grob hacken und über den Lachs streuen. Saure Sahne mit einer Viertel Tasse Gemüsebrühe verrühren und über die Lachsstücke geben.
- Ofen auf 175 °C vorheizen. Die Auflaufform auf einem Rost in die obere Einschubleiste schieben. Etwa 15–20 Minuten garen, dann sofort servieren.

Pro Portion: 475 kcal, 1980 kJ, 41 g EW, 33 g F, 3 g KH

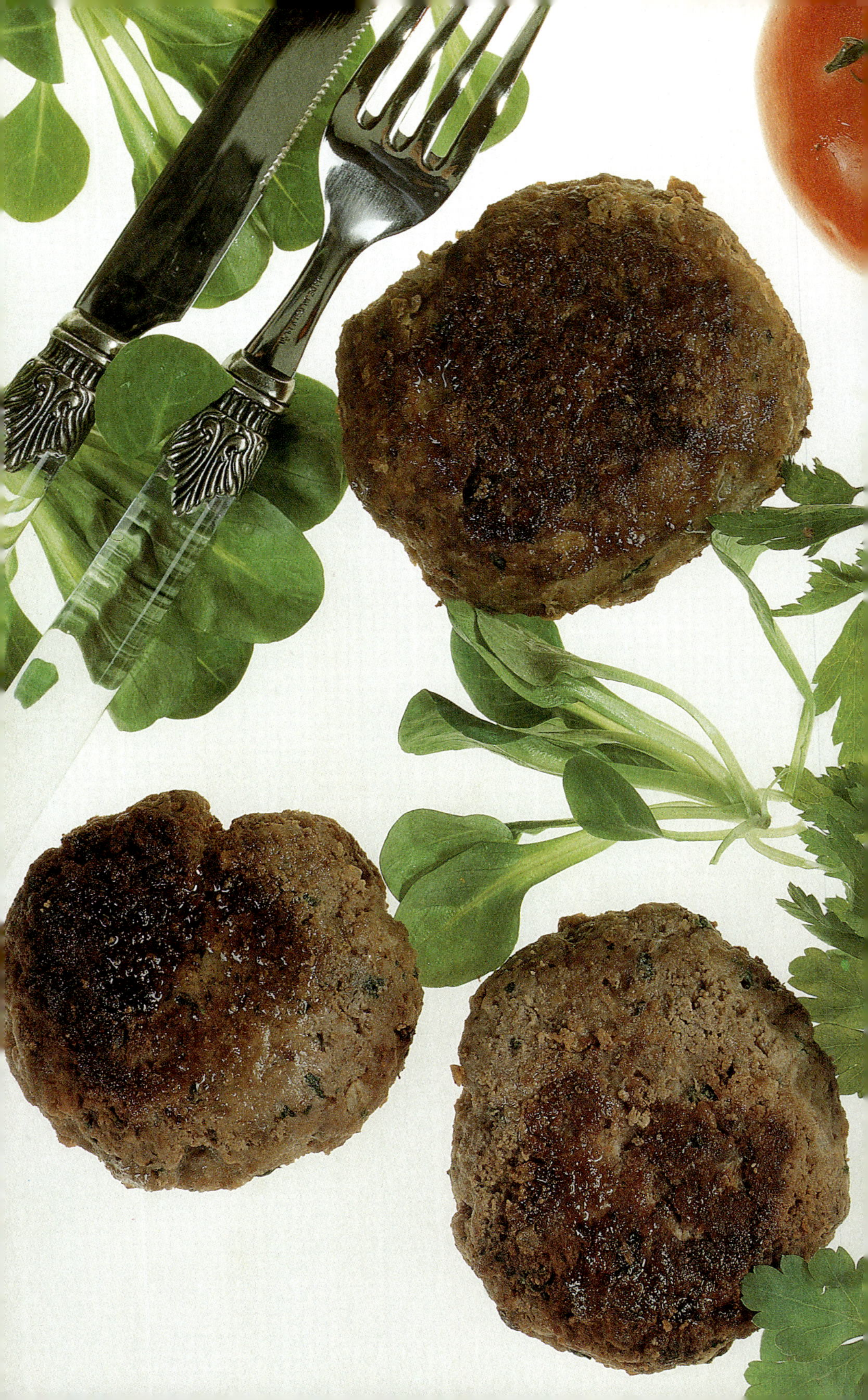

Fleischgerichte

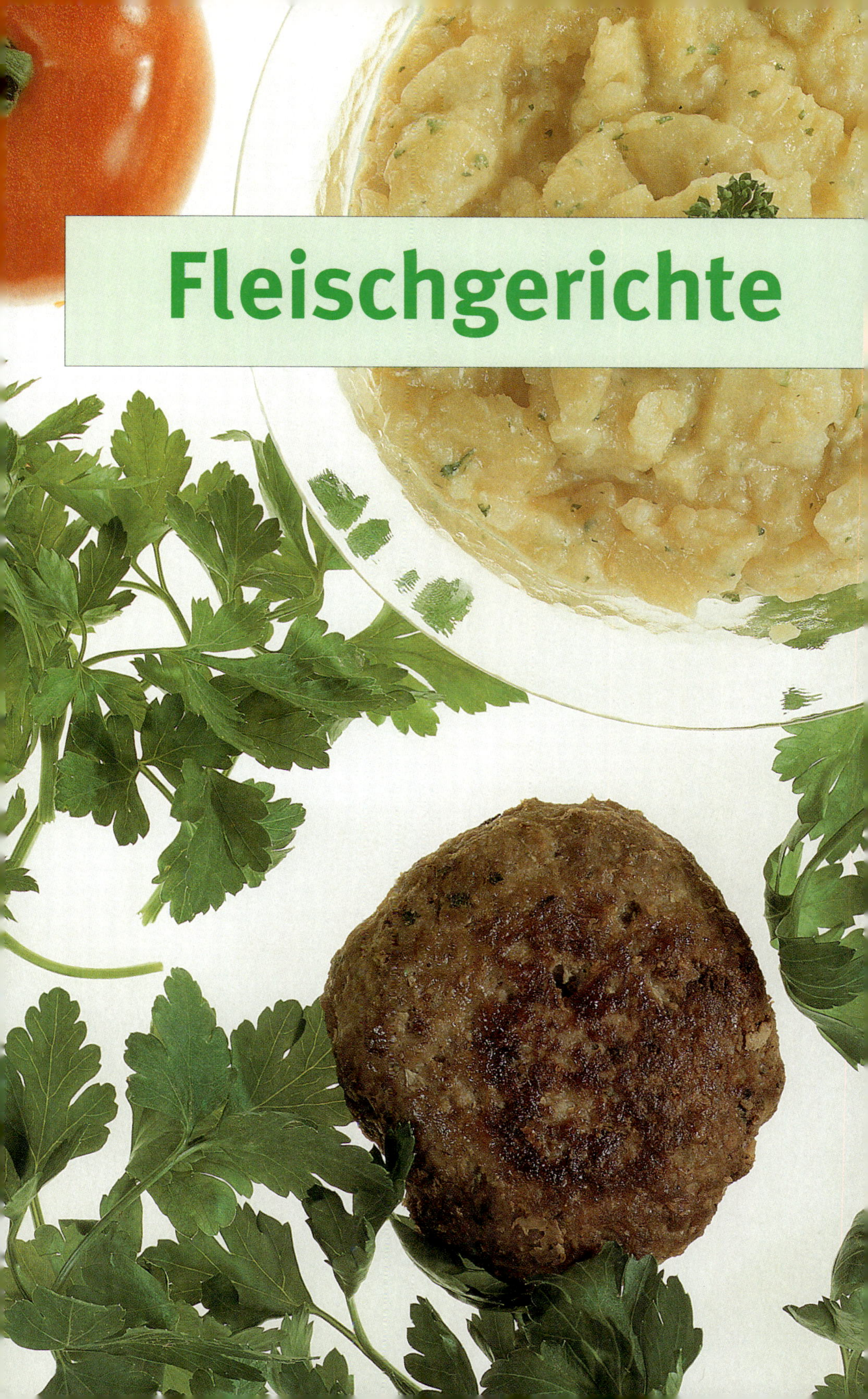

Hähnchenbrust auf Gemüse

Zutaten für 2 Personen:

2	*Hähnchenbrustfilets à 100 g*
	Zitronensaft
	Jodsalz
	Paprikapulver
500 g *1 gr. Bund*	*verschiedene Gemüse oder* *Suppengrün*
2 TL	*Sonnenblumen- oder Sojaöl (10 g)*
1 Tasse	*Gemüsebrühe*
etwas	*Estragon, getrocknet*
150 g	*Bandnudeln (ohne Ei)*
2 EL	*saure Sahne, 10 % Fett (30 g)*
etwas	*Gemüsebrühe*
	Petersilie
dazu:	*Naturreis oder Kartoffeln*

- Hähnchenbrustfilets mit Zitronensaft beträufeln und mit Jodsalz und Paprika würzen. Gemüse waschen, putzen, in große Würfel schneiden und in heißem Öl in einer Pfanne anrösten. Gemüsebrühe mit Estragon verrühren und dazugießen.
- Die vorbereiteten Filets auf das Gemüse legen. Alles zugedeckt ca. 12–15 Minuten bei geringer Hitze dünsten.
- Bandnudeln nach Packungsanweisung nicht zu weich kochen. Fleisch herausnehmen und warm stellen. Saure Sahne mit etwas Brühe verrühren, dazugeben und einkochen lassen. Abschmecken und die Filets wieder hinzugeben. Zum Schluss mit gehackter Petersilie bestreuen.

Pro Portion: 261 kcal, 1094 kJ, 26 g EW, 14 g F, 99 g KH

Petersilienfrikadellen

Zutaten für 2 Personen:

200 g	*Beefsteakhack (mageres Rinderhackfleisch)*
3 EL	*abgetropfter Magerquark (100 g)*
1 kleine	*Zwiebel (40 g)*
	Pfeffer
	Jodsalz
	Paprika
1 Msp.	*Senf*
1 Bund	*glatte Petersilie*
2 TL	*Sonnenblumen- oder Sojaöl (10 g) zum Braten*
dazu:	*Bechamelkartoffeln oder Kartoffelsalat*

- Hackfleisch, Magerquark, die gewürfelte Zwiebel und die Gewürze in einer Schüssel miteinander vermengen.
- Die Petersilie waschen, gründlich trockenschütteln, dann die Stiele entfernen. Petersilienblätter mit einem langen Messer fein hacken, zum Fleischteig geben, vermengen und abschmecken.
- Zwei Frikadellen formen und in heißem Öl von jeder Seite braun braten. Falls notwendig, einen Schuss Mineralwasser hinzufügen, um ein Anbrennen zu verhindern.

Pro Portion: 241 kcal, 1008 kJ, 27 g EW, 14 g F, 2 g KH

Putenbrust auf Wirsing

Zutaten für 2 Personen:

500 g	*Wirsing*
2 TL	*Sonnenblumen- oder Sojaöl (10 g)*
1/2 Tasse	*Gemüsebrühe*
	Kümmel
2 EL	*saure Sahne (10 % Fett, 30 g)*
	Muskatnuss
	Jodsalz
2 Scheiben	*geräucherte Putenbrust à 100 g*
1 Bund	*glatte Petersilie*
1 EL	*Sesamkerne*

dazu: *Kartoffeln oder Naturreis*

- Wirsing putzen, waschen und in Achtel schneiden, dabei den Strunk entfernen. Das Öl in einem breiten, flachen Topf erhitzen und den Kohl darin rundherum andünsten.
- Gemüsebrühe und Kümmel zum Gemüse geben und bei kleiner Hitze zugedeckt 15–20 Minuten garen.
- Wirsing mit saurer Sahne, Muskatnuss und eventuell etwas Salz abschmecken.
- Putenbrust in Streifen schneiden, auf das Gemüse geben und kurz erhitzen. Falls nötig, noch etwas Gemüsebrühe dazugeben.
- Das fertige Gericht mit gehackter Petersilie und Sesamkernen bestreuen. Man kann es auch mit einem Basilikumblättchen garnieren.

Pro Portion: 260 kcal, 1095 33 g EW, 11 g F, 7 g KH

Gemüse-Fleisch-Pfanne

Zutaten für 2 Personen:

500 g	*Möhren*
1 Stange	*Lauch (100 g)*
150 g	*Schweineschnitzel oder Putenschnitzel*
4 TL	*Sonnenblumen- oder Sojaöl*
1–2 EL	*Sojasauce*
1 Prise	*Zucker*
1 Prise	*Jodsalz*
	Pfeffer, frisch gemahlen

dazu: *Naturreis*

- Möhren putzen, schälen (Sparschäler) und waschen. Längs in Scheiben, dann in Streifen bzw. Stifte schneiden. Lauch putzen, waschen und schräg in feine Ringe schneiden.
- Schnitzel in Streifen schneiden, mit Sojasauce, wenig Jodsalz und Pfeffer würzen. In einer tiefen Pfanne im heißen Öl kräftig anbraten. Herausnehmen und warm stellen.
- Möhrenstreifen etwa 3–5 Minuten unter häufigem Wenden andünsten. Mit Jodsalz, Pfeffer und Zucker würzen. Die Lauchringe dazugeben, kurz mitschmoren lassen. Falls nötig, etwas Flüssigkeit hinzufügen.
- Das Fleisch wieder in die Pfanne zum Gemüse geben und mischen. Das Gericht mit Sojasauce abschmecken und servieren.

Pro Portion: 304 kcal, 1272 kJ, 18 g EW, 18 g F, 12 g KH

Putencurry mit Naturreis und Spitzkohl

Zutaten für 2 Personen:

150 g	*Naturreis (etwa 1 große Tasse)*
2 Tassen	*Gemüsebrühe*
1	*Putenschnitzel (150 g)*
2 TL	*Soja- oder Sonnenblumenöl (10 g)*
	Currypulver
	Ingwer
	Pfeffer
	Sojasauce
1/2 Tasse	*Gemüsebrühe*
1 EL	*saure Sahne, 10 % Fett (15 g)*
1 großer	*Spitzkohl (700 g)*
	Gemüsebrühe (Pulver)
	Muskat
1 TL	*Sonnenblumen- oder Diätmargarine (5 g)*
1 Bund	*glatte Petersilie*

- Naturreis nach Vorschrift in Gemüsebrühe garen. Putenfleisch in Streifen schneiden und in einer Marinade aus Öl, Currypulver, Ingwer, Pfeffer, Sojasauce einige Stunden im Kühlschrank marinieren.
- Das so vorbereitete Fleisch in einer beschichteten heißen Pfanne anbraten und mit Gemüsebrühe ablöschen. Bei geschlossenem Deckel einige Minuten schmoren lassen.
- Für die Sauce die saure Sahne mit heißem Fond verrühren, in die Pfanne geben, alles kräftig abschmecken und etwas einkochen lassen.
- Spitzkohl waschen, vierteln, Strunk entfernen und in breite Streifen schneiden. Tropfnass in einen Topf geben, mit Gemüsebrühe würzen und bei geschlossenem Deckel einige Minuten bissfest garen. Etwas Muskat, Diätmargarine sowie die gehackte Petersilie dazugeben und abschmecken.

Pro Portion: 286 kcal, 1196 kJ, 28 g EW, 12 g F, 16 g KH

Hähnchenkeulen mit Äpfeln

Zutaten für 2 Personen:

2	*Hähnchenkeulen mit Knochen (à ca. 180–200 g)*
2 TL	*Kräuter der Provence*
	Jodsalz
	Pfeffer
	Gemüsebrühe
	Zitronensaft
2 TL	*Sonnenblumenöl (10 g)*
1	*Knoblauchzehe*
1 großer	*Boskop-Apfel (200 g)*
dazu:	*Kartoffeln oder Naturreis und Salat*

- Hähnchenkeulen waschen, trockentupfen und die Haut vom Fleisch lösen. Kräuter, Gewürze, Zitronensaft und Öl auf einem Tellerchen verrühren.
- Knoblauchzehe schälen und hineinpressen. Hähnchenkeulen mit der Kräuter-Öl-Mischung einreiben oder einpinseln.
- Die marinierten Keulen in eine kalte, beschichtete Bratpfanne mit 2 Esslöffel Wasser legen und etwa 10–12 Minuten bei starker Hitze von beiden Seiten zugedeckt braten.
- Inzwischen Apfel waschen, schälen, entkernen und in Spalten schneiden. Zum Fleisch in die Pfanne geben.
- Hähnchenkeulen jetzt unter häufigem Wenden 20 Minuten bei mittlerer Hitze offen braten.

Pro Portion: 445 kcal, 1859 kJ, 36 g EW, 28 g F, 11 g KH

Hähnchenragout mit Spinat

Zutaten für 2 Personen:

600 g	*frischer Spinat*
2	*Zwiebeln (80 g)*
1–2	*Knoblauchzehen*
200 g	*Hähnchenbrust*
4 TL	*Sonnenblumenöl (20 g)*
	Jodsalz, Pfeffer *Cayennepfeffer*
50 g	*saure Sahne (10 % Fett)*
	Gemüsebrühe
	Muskat

dazu: *Naturreis*

- Spinat gründlich waschen, verlesen, grob hacken, Zwiebeln und Knoblauch fein würfeln. Das Hähnchenfleisch in große Würfel schneiden.
- In einem großen Topf zwei Teelöffel des Öls erhitzen, die Hähnchenwürfel darin scharf anbraten und würzen. Aus dem Topf nehmen und warm stellen.
- Restliches Öl in den Topf geben und darin zunächst die Zwiebelwürfel glasig dünsten, dann den Knoblauch zugeben. Jetzt portionsweise den Spinat hinzufügen und zugedeckt zusammenfallen lassen, anschließend 8–10 Minuten dünsten.
- Das Spinatgemüse mit saurer Sahne, Gemüsebrühe und Muskat abschmecken.
- Zum Schluss das gebratene Hähnchenfleisch zum Spinat geben, eventuell noch mit Jodsalz und Pfeffer würzen und vorsichtig umrühren.

Pro Portion: 320 kcal, 1335 kJ, 31 g EW, 20 g F, 5 g KH

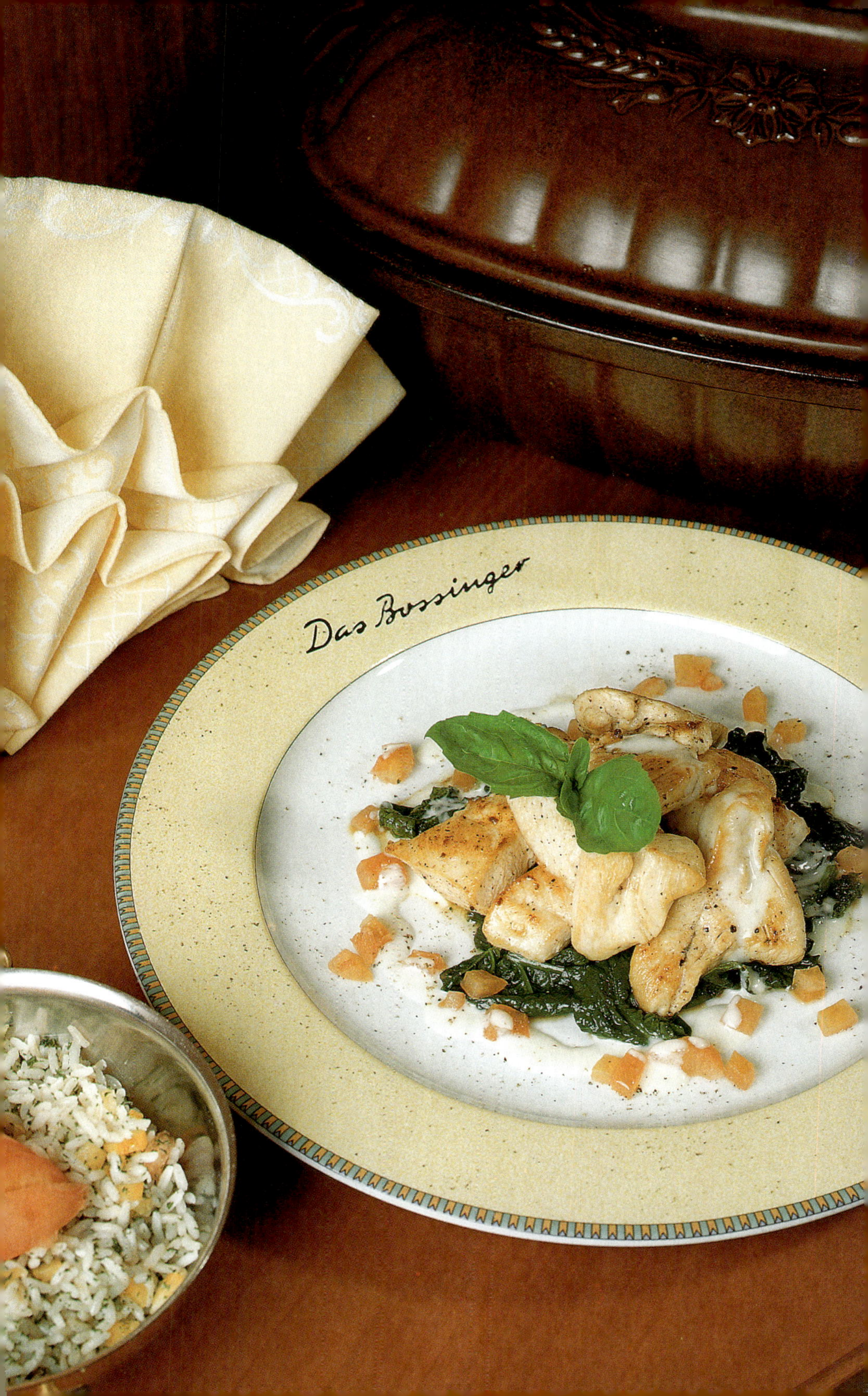
Das Bossinger

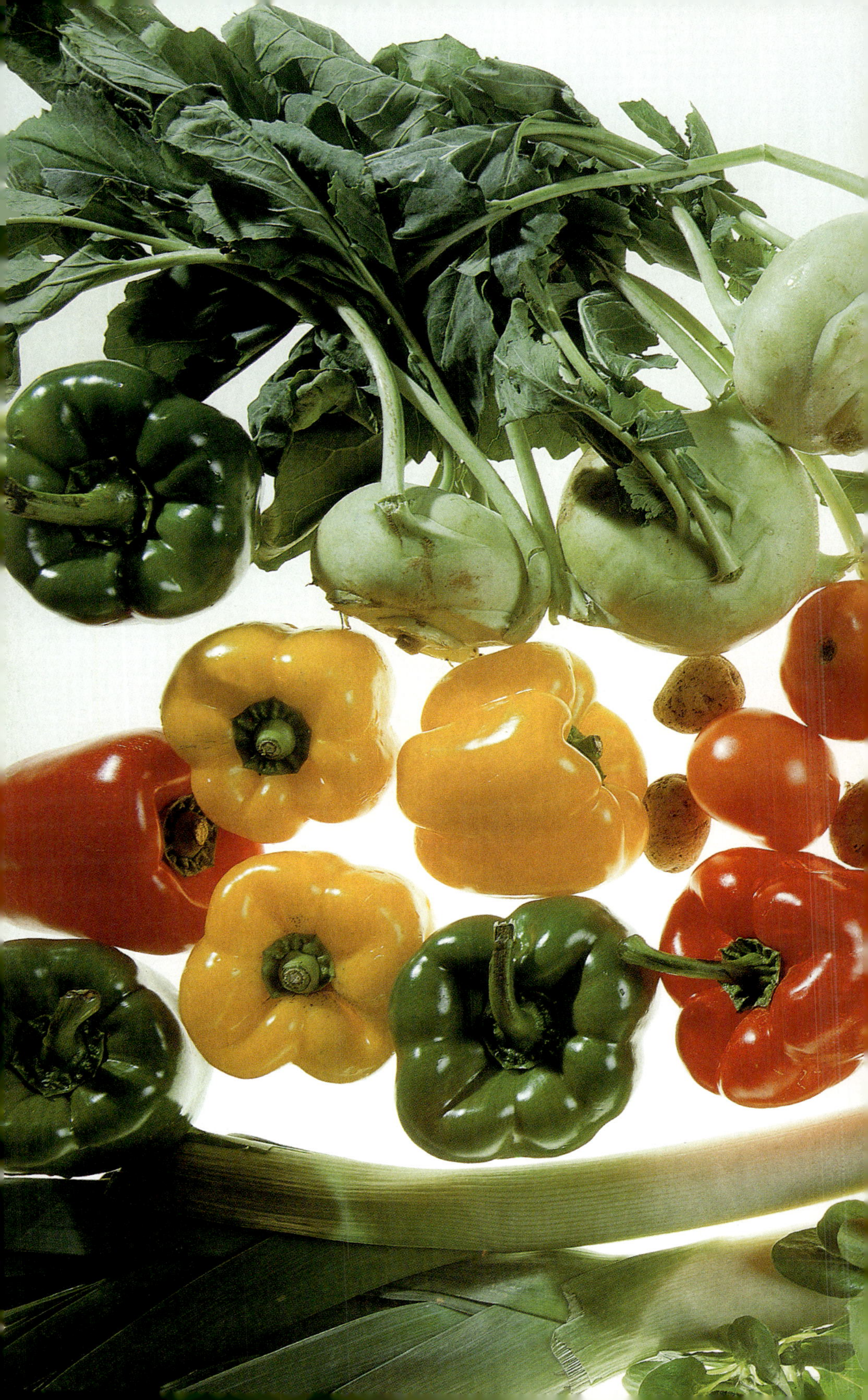

Vegetarisches

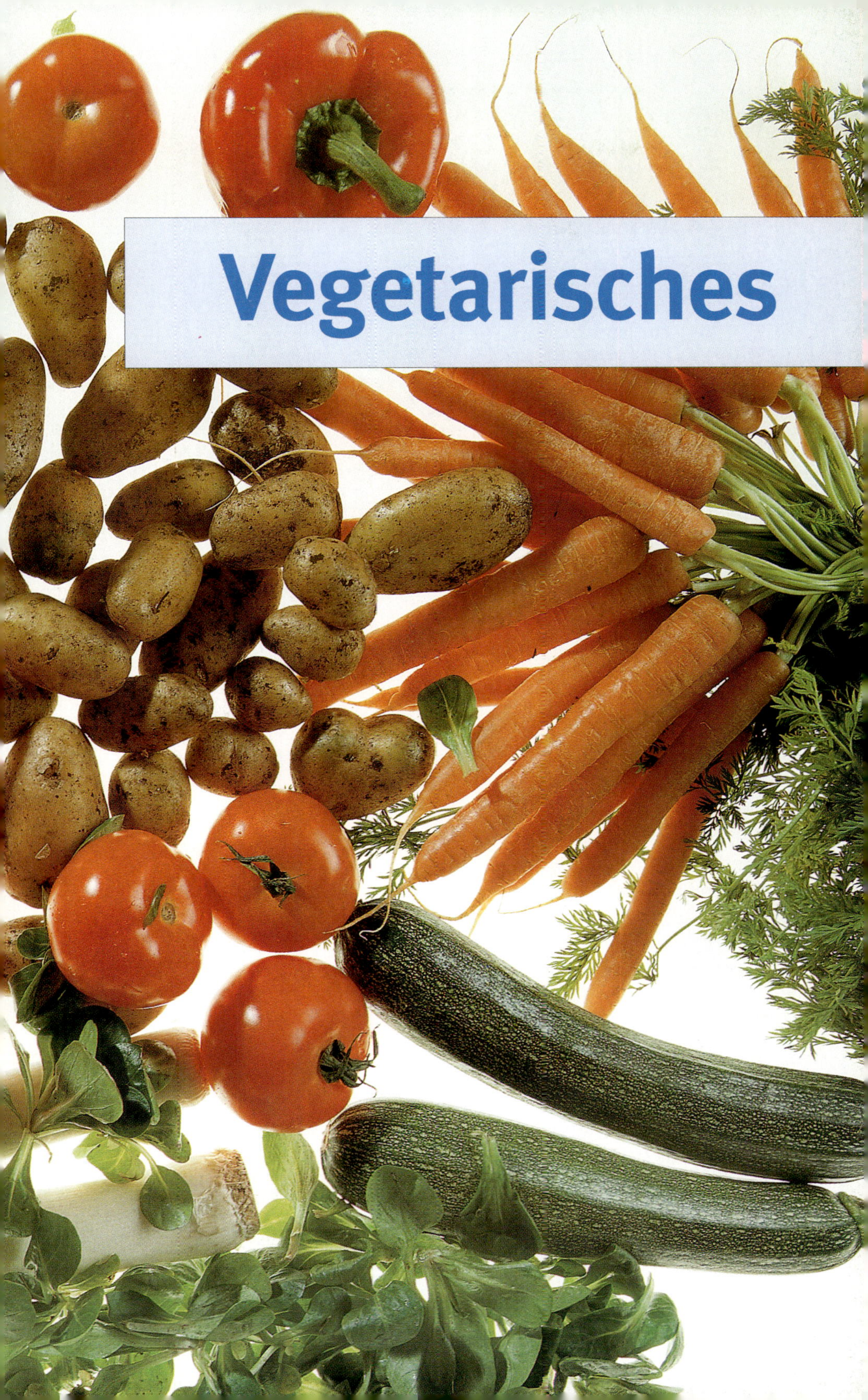

Spinat-Nudel-Auflauf

Zutaten für 2 Personen:

150 g	*Nudeln (z. B. Penne)*
500–600 g	*Blattspinat (oder 1 Pckg. Tk.-Spinat)*
1	*Zwiebel (40 g)*
2 TL	*Öl (10 g)*
1	*Knoblauchzehe*
1 EL	*Gemüsebrühe (Instant-Pulver)*
200 g	*körniger Frischkäse (20 % Fett)*
2 EL	*Sonnenblumenkerne (20 g)*
150 ml	*fettarme Milch*
1 kleines	*Ei*
	Jodsalz
	Pfeffer
2 EL	*Parmesan oder Emmentaler, frisch gerieben (10 g)*
dazu:	*Radieschensalat oder eine Rohkost*

- Nudeln in reichlich Salzwasser mit einem Tropfen Öl bissfest kochen (4–5 Minuten). Gut abtropfen lassen.
- Inzwischen den frischen Spinat nach dem Waschen tropfnass in einen großen Topf geben. Bei geschlossenem Deckel kurz ankochen, in der Nachwärme zusammenfallen lassen und grob hacken.
- Die Zwiebel würfeln und in einer Pfanne mit heißem Öl andünsten. Spinatmasse, die gehackte Knoblauchzehe und die Gemüsebrühe zugeben.
- Eine Auflaufform einfetten, einen Teil der Nudeln einschichten, die Spinatmasse darauf geben und mit Frischkäse und Sonnenblumenkernen bestreuen. Mit den restlichen Nudeln bedecken.
- Milch mit dem Ei verquirlen, mit Jodsalz und Pfeffer würzen und über den Auflauf geben. Zum Schluss mit geriebenem Käse bestreuen.

Pro Portion: 558 kcal, 2351 kJ, 38 g EW, 17 g F, 64 g KH

Spaghetti mit Walnuss-Sauce

Zutaten für 2 Personen:

150 g	*Spaghetti (ohne Ei)*
3–4 EL	*Walnusskerne (40 g)*
etwas	*Zitronensaft*
1	*Knoblauchzehe*
2 EL	*Olivenöl (20 g)*
½ Pckg.	*Tk.-Kräuter oder frische Kräuter: Petersilie, Basilikum, Thymian*
½ Tasse	*Gemüsebrühe*
dazu:	*grüner Salat*

- Spaghetti in reichlich Salzwasser mit einem Tropfen Öl in etwa 8 Minuten bissfest kochen, dann gut abtropfen lassen.
- Für die Walnuss-Sauce die Walnusskerne (einige Nüsse zum Garnieren beiseite legen) mit etwas Zitronensaft, der geschälten Knoblauchzehe, Öl und den Kräutern im Mixer zerkleinern. Nach Geschmack mit etwas Gemüsebrühe verdünnen.
- Die Sauce über die Nudeln geben und mit einigen Walnüssen bestreuen.

Pro Portion: 486 kcal, 2039 kJ, 12 g EW, 24 g F, 56 g KH

Gemüse-Curry

Zutaten für 2 Personen:

200 g	*Staudensellerie oder Fenchel*
150 g	*Möhren*
½ Kopf	*Blumenkohl (250 g)*
1	*Zwiebel (40 g)*
2	*Knoblauchzehen*
250 g	*Tomaten*
2 TL	*Sonnenblumenöl*
2 TL	*Currypulver*
⅛ l	*Gemüsebrühe*
	Jodsalz, Pfeffer
1 EL	*Zitronensaft*
1 EL	*Senf (nach Belieben)*
2 EL	*Kokosraspeln (30 g)*

- Staudensellerie oder Fenchel in Scheiben schneiden, die zarten grünen Blätter hacken und beiseite stellen. Möhren schräg in Scheiben schneiden. Den Blumenkohl in kleine Röschen zerteilen. Zwiebel vierteln, Knoblauch fein hacken. Die Tomaten mit kochendem Wasser überbrühen, kalt abschrecken und die Haut abziehen. Dann entkernen und in Würfel schneiden.
- In einer großen, tiefen Pfanne das Öl erhitzen und Zwiebeln, Knoblauch sowie Currypulver kurz darin andünsten.
- Tomatenstückchen hinzufügen und die Gemüsebrühe angießen. Einkochen lassen. Jetzt das vorbereitete Gemüse zugeben, salzen und pfeffern und alles zugedeckt 20–25 Minuten garen.
- Mit Zitronensaft, eventuell Senf und noch etwas Curry abschmecken. Vor dem Servieren mit Kokosraspeln bestreuen.

Pro Portion: 198 kcal, 832 kJ, 9 g EW, 12 g F, 14 g KH

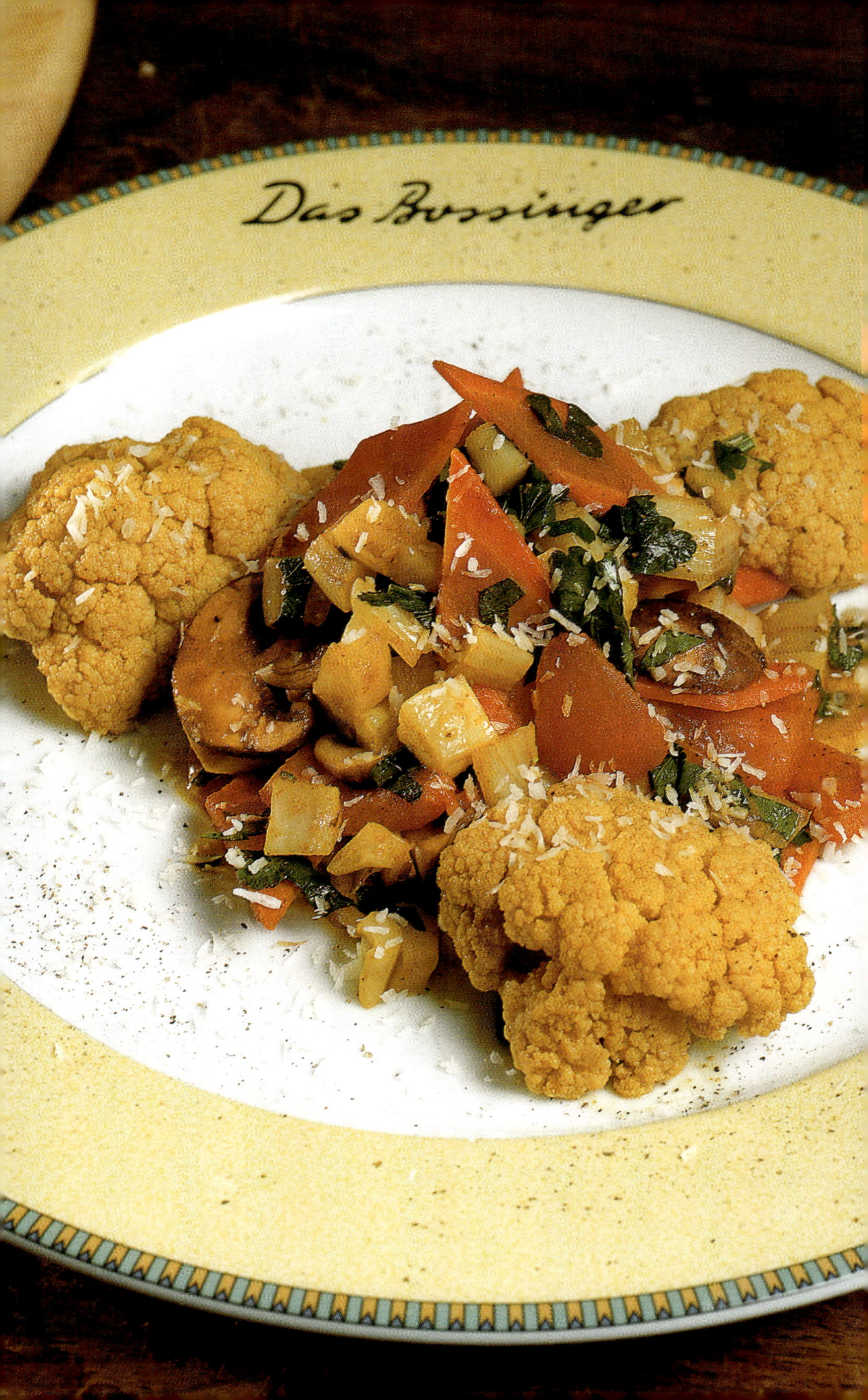
Das Bossinger

Bechamelkartoffeln

Zutaten für 2 Personen:

500 g	*Pellkartoffeln*
1 kleine	*Zwiebel (40 g)*
2 TL	*Öl (10 g)*
1 EL	*Mehl (10 g)*
1/8 l	*fettarme Milch*
1/8–1/4 l	*Gemüsebrühe*
	Jodsalz
	Muskat
1 Bund	*Schnittlauch*
dazu:	*1 kleines Geflügelwürstchen oder 1 Forellenfilet pro Person*

- Die Kartoffeln pellen und in dicke Scheiben schneiden. Zwiebel würfeln und im heißen Öl anrösten. Das Mehl darüber stäuben, alles vermischen und gut durchschwitzen lassen.
- Unter ständigem Rühren Milch und Brühe zugießen, 5 Minuten kochen lassen.
- Bechamelsauce mit wenig Jodsalz und Muskat abschmecken. Die Kartoffeln in die Sauce geben, alles gut durchziehen lassen.
- Vor dem Servieren die Bechamelkartoffeln mit gehacktem Schnittlauch bestreuen.

Pro Portion: 486 kcal, 2039 kJ, 12 g EW, 24 g F, 56 g KH

Kartoffelgratin italienische Art

Zutaten für 2 Personen:

500 g	*Kartoffeln, fest kochend*
2	*Knoblauchzehen*
125 g	*Mozzarella*
1/8 l	*Milch*
3 EL	*Pesto (ital. Basilikumsauce)*
	Jodsalz
	Pfeffer
	Öl für die Form
1 EL	*Sonnenblumenkerne (10 g)*
2 EL	*Hartkäse (20 g; z. B. Parmesan), gerieben*

dazu: *Salat oder eine Rohkost*

- Kartoffeln schälen, in hauchdünne Scheiben hobeln und trockentupfen. Knoblauch fein würfeln. Mozzarella in Scheiben schneiden.
- Milch, Knoblauch, Pesto, Jodsalz und Pfeffer in einen Topf geben, verrühren und aufkochen lassen.
- Kartoffelscheiben in eine gefettete Auflaufform schichten, mit den Mozzarellascheiben belegen und mit der heißen Pestosauce übergießen.
- Den Auflauf 45–50 Minuten bei 180–200 °C im Backofen backen. Wenn die Kruste zu schnell braun wird, eventuell mit Pergamentpapier abdecken.
- Kurz vor Ende der Garzeit mit Sonnenblumenkernen und Käse bestreuen und weiterbacken, bis sich eine schöne braune Kruste gebildet hat.

Pro Portion: 600 kcal, 2506 kJ, 28 g EW, 36 g F, 41 g KH

Hirse-Möhren mit Joghurtsauce

Zutaten für 2 Personen:

100 g	*Hirse*
200 ml + 1 Tasse	*Gemüsebrühe*
500 g	*Möhren*
250 g	*Zwiebeln*
1 TL	*Koriander, gemahlen*
2 EL	*Crème fraîche (30 g)*
	Petersilie, Kresse oder Kerbel
200 g	*fettarmer Joghurt*
	Jodsalz
	Cayennepfeffer
1/2 Pckg.	*Kräutermischung (tiefgekühlt)*
etwas	*Zitronensaft (nach Belieben)*

- Hirse kurz abspülen und mit 200 ml Gemüsebrühe aufkochen. Dann nur noch auf kleinster Wärmestufe 20–30 Minuten ausquellen lassen.
- In der Zwischenzeit das Gemüse vorbereiten: Die Möhren waschen, putzen, in größere Stifte schneiden, die Zwiebeln schälen und vierteln.
- Etwa eine Tasse Gemüsebrühe mit dem Koriander verrühren. Die Hälfte dieser Flüssigkeit mit dem zerkleinerten Gemüse in fest verschlossenem Topf etwa 10 Minuten garen. Das Gemüse sollte noch bissfest sein.
- Jetzt die restliche Brühe kräftig mit der Crème fraîche verquirlen und vorsichtig unter das Gemüse rühren.
- Für die Sauce den Joghurt mit Jodsalz, Cayennepfeffer und je nach Geschmack mit Zitronensaft abschmecken. Von den Tiefkühlkräutern etwas abnehmen, den Rest unter die Sauce rühren.
- Die gegarte Hirse abschmecken, mit den übrigen Kräutern bestreuen und zusammen mit dem Karotten-Zwiebel-Gemüse und der Joghurtsauce anrichten.

Pro Portion: 354 kcal, 1498 kJ, 13 g EW, 7 g F, 59 g KH

Kartoffelsalat

Zutaten für 2 Personen:

500 g	*Pellkartoffeln*
1 Tasse	*heiße Gemüsebrühe*
1	*Apfel (100 g)*
1 kleine	*Salatgurke (375 g)*
1 Bund	*Frühlingszwiebeln (150 g)*
1 Becher	*fettarmer Joghurt (150 g)*
2 EL	*fettarme Salatcreme (25 % Fett, 40 g)*
	Weißweinessig
1 Prise	*Zucker*
	Jodsalz
	Pfeffer
2 Bund	*glatte Petersilie*

dazu: *Makrele oder gegrillter Fisch*

- Kartoffeln pellen und in Scheiben schneiden. Heiße Brühe darüber geben und zugedeckt durchziehen lassen.
- Apfel schälen und in dünne Scheiben schneiden. Salatgurke schälen, der Länge nach halbieren, mit einem Teelöffel die Kerne herauskratzen und in Scheiben schneiden. Frühlingszwiebeln in Ringe schneiden. Apfel, Gurke und Zwiebeln mit den Kartoffelscheiben mischen.
- Joghurt mit Salatcreme und Essig verrühren und über den Salat geben. Mit den Gewürzen abschmecken, mischen und mit gehackter Petersilie bestreuen.

Pro Portion: 558 kcal, 2351 kJ, 38 g EW, 17 g F, 64 g KH

Grünkern-Gemüse-Pfanne

Zutaten für 2 Personen:

100 g	*Grünkern*
250 ml	*Gemüsebrühe*
400 g	*Gemüse, z. B. jeweils 100 g Möhren, Lauch, Paprika, Champignons*
1	*Zwiebel (40 g)*
2 TL	*Öl (10 g)*
	Sojasauce
	Jodsalz, Pfeffer
1/4 Tasse	*Gemüsebrühe*

Joghurtdip:

1 Becher	*Joghurt (150 g)*
	Zitronensaft
1 TL	*Honig*
1–2	*Knoblauchzehen*
	Jodsalz, Pfeffer

- Grünkern kurz abbrausen und in der Gemüsebrühe etwa 5–10 Minuten kochen lassen, vom Herd nehmen und noch eine Stunde ausquellen lassen. Oder Grünkern über Nacht in der Gemüsebrühe einweichen und im geschlossenen Topf bei geringer Hitze 25–30 Minuten köcheln lassen.
- Champignons gründlich putzen, vierteln, restliches Gemüse waschen, putzen und schräg in Scheiben schneiden, Zwiebel würfeln.
- Öl in einer großen Pfanne erhitzen, Zwiebel und Gemüse darin andünsten, mit etwas Sojasauce würzen und mit Gemüsebrühe ablöschen. Bei geschlossenem Deckel in etwa 10 Minuten bissfest garen. Den gegarten Grünkern dazugeben und kurz durchschmoren lassen.
- Für den Dip Joghurt mit Zitronensaft und Honig verrühren und je nach Geschmack 1–2 Knoblauchzehen hineinpressen. Abschmecken.

Pro Portion: 305 kcal, 1289 kJ, 12 g EW, 8 g F, 46 g KH

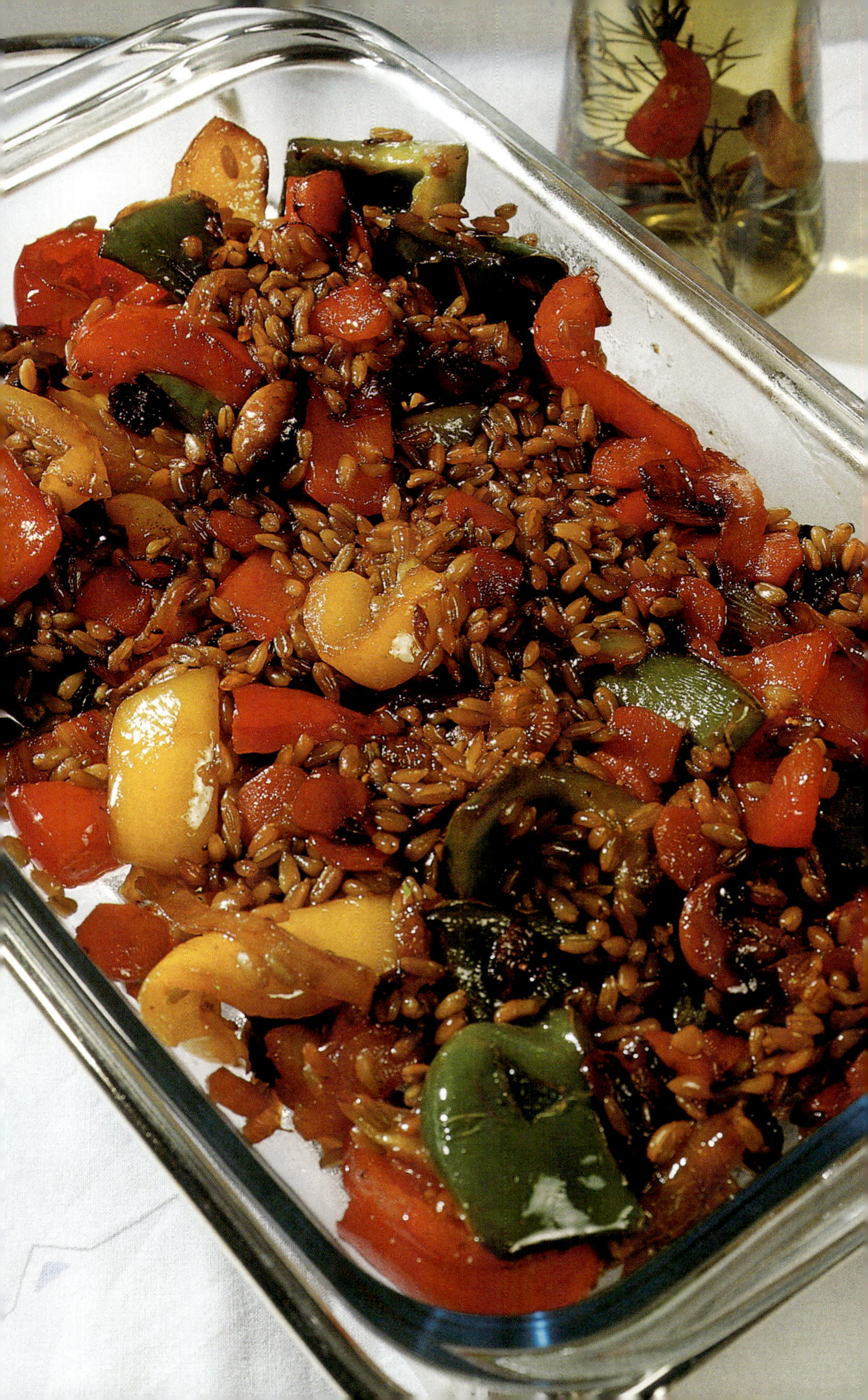

Gemüseeintopf mit Grünkern

Zutaten für 2 Personen:

1	*Zwiebel (40 g)*
2 TL	*Sonnenblumenöl (10 g)*
50 g	*Grünkern*
ca. 1/2 l	*Gemüsebrühe*
1	*Lorbeerblatt*
1–2	*Nelken*
2	*Kartoffeln (150 g)*
2	*Möhren (200 g)*
1 Stange	*Lauch (150 g)*
100 g	*Sellerie*
	Pfeffer
	Muskat
	Jodsalz (nach Belieben)
2 EL	*saure Sahne (10 % Fett)*
1/2 Bund	*Petersilie*

- Zwiebel würfeln und im erhitzten Öl andünsten. Grünkern kurz abbrausen, abtropfen lassen, dazugeben und mit andünsten.
- Die Brühe angießen, Lorbeerblatt und Nelken hinzufügen und alles zugedeckt etwa 25–30 Minuten kochen, bis das Getreide fast gar ist. Tipp: Wenn der Grünkern über Nacht eingeweicht wird (in der 2–3fachen Wassermenge quellen lassen), verkürzt sich die Garzeit.
- Inzwischen die Kartoffeln schälen und in Würfel schneiden. Möhren in Stifte, Lauch in Ringe schneiden und die Sellerie würfeln.
- Alle Gemüse in die Brühe geben und zugedeckt nochmals 15–20 Minuten garen.
- Lorbeerblatt und Nelken entfernen und den Eintopf mit Pfeffer und Muskat abschmecken, eventuell noch etwas nachsalzen oder mit Gemüsebrühe würzen.
- Zum Schluss mit der sauren Sahne verfeinern und mit der gehackten Petersilie bestreuen.

Pro Portion: 260 kcal, 1097 kJ, 9 g EW, 8 g F, 37 g KH

Pikantes Kartoffelragout

Zutaten für 2 Personen:

500 g	*Kartoffeln*
2	*Zwiebeln (80 g)*
1	*Fleischtomate (200 g)*
2 TL	*Öl (10 g)*
	Jodsalz
1 Tasse	*Gemüsebrühe (Instant)*
4–5	*Pfefferkörner*
1	*Lorbeerblatt*
4–5	*Wacholderbeeren*
1	*Paprikaschote (200 g)*
100 g	*saure Sahne (10 % Fett)*

dazu: *Salatteller und Quarkspeise als Nachtisch*

- Kartoffeln waschen, schälen, grob würfeln, Zwiebeln schälen, ebenfalls würfeln. Tomate kurz heiß überbrühen, enthäuten und achteln.
- Das Öl in einem breiten, flachen Topf erhitzen, Kartoffeln und Zwiebeln kräftig darin andünsten. Etwas salzen. Tomaten hinzugeben und kurz mitschmoren.
- Gemüsebrühe, Pfefferkörner, Lorbeerblatt und Wacholderbeeren zugeben und mit geschlossenem Deckel bei kleiner Hitze 15–20 Minuten schmoren lassen.
- Inzwischen die Paprikaschote waschen, putzen, grob würfeln und noch etwa 10 Minuten mitgaren lassen. Zum Schluss mit der Sahne verfeinern und nochmals abschmecken.

Pro Portion: 347 kcal, 1465 kJ, 9 g EW, 11 g F, 51 g KH

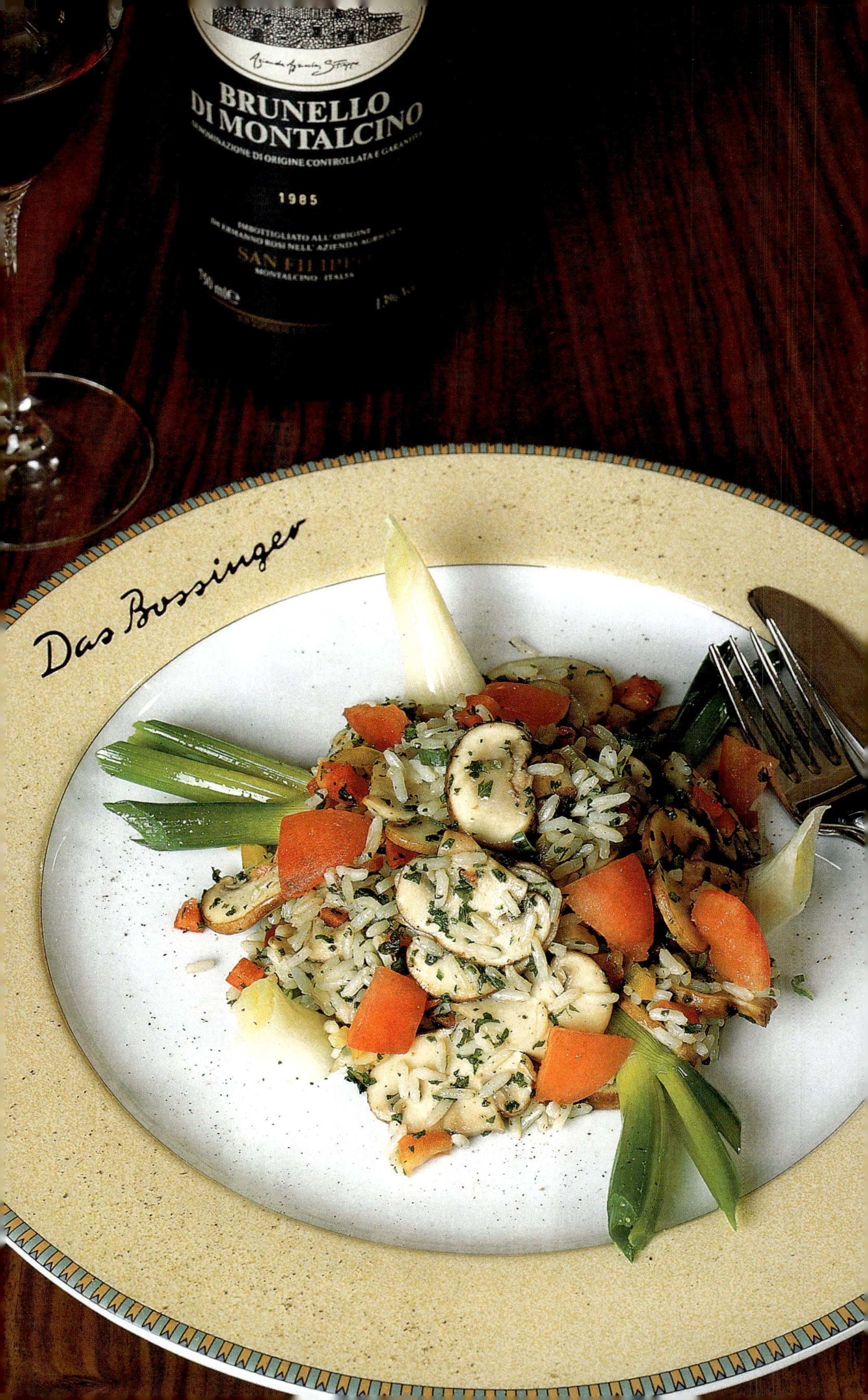
BRUNELLO
DI MONTALCINO
1985
Das Bossinger

Risotto mit Pilzen

Zutaten für 2 Personen:

1	*Zwiebel (40 g)*
2 TL	*Sonnenblumenöl (10 g, für Reis)*
125 g	*Naturreis*
250 ml	*Gemüsebrühe*
300 g	*Pilze (Champignons, Shiitake- oder Austernpilze)*
1 Bund	*Frühlingszwiebeln (150 g)*
1 rote	*Paprikaschote (150 g)*
1	*Knoblauchzehe*
2 TL	*Sonnenblumenöl (10 g, für Gemüse)*
etwas	*Gemüsebrühe*
6 EL (30 g)	*Emmentaler, gerieben (45 % Fett i. Tr.)*
	Jodsalz, Pfeffer
1 Bund	*Petersilie oder Schnittlauch*

- Für das Risotto die Zwiebel in Würfel schneiden und im erhitzten Öl andünsten. Den Reis zugeben und unter Rühren glasig dünsten. Die Gemüsebrühe angießen, mit dem Reis kurz aufkochen lassen und anschließend auf kleiner Hitze bei geschlossenem Deckel etwa 35 Minuten quellen lassen.
- Pilze gründlich putzen (jedoch möglichst nicht waschen) und vierteln. Frühlingszwiebeln waschen, putzen, schräg in Ringe schneiden, Paprika waschen, putzen und fein würfeln, Knoblauch fein hacken.
- Das Öl in einer Pfanne erhitzen, die Pilze darin andünsten und 5–6 Minuten schmoren lassen. Die Frühlingszwiebeln zugeben und ebenfalls andünsten. Zum Schluss den Knoblauch hinzufügen und einige Minuten mitbraten. Etwas Gemüsebrühe zugeben und das Gemüse kurz garen, sodass es noch „Biss“ hat.
- Zum Schluss den gegarten Reis und die Paprikawürfel in die Pfanne geben, erhitzen und den Käse unterheben. Die Reispfanne mit Pfeffer und eventuell noch etwas Jodsalz abschmecken. Mit Schnittlauchröllchen oder gehackter Petersilie bestreuen.

Pro Portion: 439 kcal, 1845 kJ, 16 g EW, 17 g F, 55 g KH

Brokkoli-Blumenkohl-Auflauf

Zutaten für 2 Personen:

300 g	*Brokkoli- oder Blumenkohlröschen*
500 g	*Pellkartoffeln*
1/2 TL	*Sonnenblumenöl für die Form*
100 g	*Romadur-Weichkäse (20 % Fett)*
125 ml	*Kaffeesahne (10 % Fett)*
75 ml	*fettarme Milch*
1	*Ei*
	Muskat
	Pfeffer
	Jodsalz (nach Belieben)

dazu: *Salatteller und Obst*

- Brokkoli- bzw. Blumenkohlröschen in kochendes Salzwasser geben und etwa 6–8 Minuten kochen. Herausnehmen und abtropfen lassen.
- Kartoffeln pellen und in Scheiben schneiden. Zur Hälfte in eine gefettete Auflaufform geben. Das Gemüse einschichten und mit den restlichen Kartoffelscheiben bedecken.
- Den Käse mit Rinde fein würfeln. Kaffeesahne, Milch, Ei und Käsewürfel verrühren und mit Muskat, Pfeffer sowie Jodsalz kräftig abschmecken. Diese Mischung über das Gemüse gießen.
- Den Auflauf im vorgeheizten Backofen bei 200 °C etwa 15 Minuten überbacken.
- Eventuell noch 5–10 Minuten abgedeckt in der Nachhitze garen.

Pro Portion: 426 kcal, 1791 kJ, 23 g EW, 17 g F, 46 g KH

Bircher-Kartoffeln mit Quarksauce

Zutaten für 2 Personen:

500 g	*Kartoffeln, fest kochend (möglichst gleich groß)*
2 TL	*Öl (am besten Leinöl)*
	Kümmel
	Jodsalz
200 g	*Magerquark*
	Mineralwasser
2 Bund	*Schnittlauch, gehackt*
	Pfeffer, frisch gemahlen
	Jodsalz

- Kartoffeln unter fließendem Wasser kräftig abbürsten und der Länge nach halbieren.
- Ein Backblech mit Backtrennpapier belegen, die Schnittfläche der Kartoffeln mit Jodsalz und Kümmel bestreuen und auf das Blech legen.
- Die Kartoffeln im vorgeheizten Backofen auf der unteren Einschubleiste etwa 40–60 Minuten bei 200–220 °C backen. 10 Minuten vor Ende der Garzeit mit dem Leinöl bepinseln.
- Für die Quarksauce den Quark mit Mineralwasser verrühren, bis er eine flüssige Konsistenz bekommt. Mit Pfeffer, Jodsalz und gehacktem Schnittlauch würzen.
- Unbedingt Leinöl nehmen, dessen Eigengeschmack dem Gericht erst die besondere Note gibt.

Pro Portion: 288 kcal, 1218 kJ, 18 g EW, 5 g F, 41 g KH

Spinat-Gnocchi

Zutaten für 2–3 Personen:

150 g	*Tk.-Spinat, gehackt*
400 g	*Kartoffeln, mehlig kochend*
250 g	*Mehl*
	Jodsalz
1	*Zwiebel (40 g)*
1	*Knoblauchzehe*
2 TL	*Sonnenblumenöl (10 g)*
1 Pckg.	*Tomatenstücke (370 g)*
etwas	*Gemüsebrühe (Pulver)*
	Jodsalz, Pfeffer
1 Prise	*Zucker*
	Oregano, Thymian, Rosmarin (alle getrocknet) oder frische Kräuter (Basilikum, Thymian)
50 g	*Parmesan*

- Spinat auftauen lassen und gut ausdrücken.
- Kartoffeln waschen und in Salzwasser 20 Minuten kochen, dann abpellen. Durch die Kartoffelpresse drücken oder zerstampfen.
- Spinat mit Mehl und Jodsalz zu der Kartoffelmasse geben und alles zu einem geschmeidigen Teig verkneten. Daraus 4 Rollen formen, die Sie in 2 cm lange Stücke schneiden. Mit einer bemehlten Gabel eine Vertiefung in die Gnocchi drücken und die Teigstücke etwas in die Länge ziehen.
- Gnocchi in kochendem Salzwasser 10–12 Minuten garen, bis sie an die Oberfläche steigen. Herausnehmen.
- Für die Sauce Zwiebel und Knoblauch fein hacken und im heißen Öl andünsten. Anschließend die Tomatenstücke zugeben und 5 Minuten kochen lassen. Mit den Gewürzen und Kräutern abschmecken.
- Die Gnocchi mit Tomatensauce übergießen und mit Parmesan bestreut servieren.

Pro Portion: 497 kcal, 2100 kJ, 20 g EW, 9 g F, 83 g KH

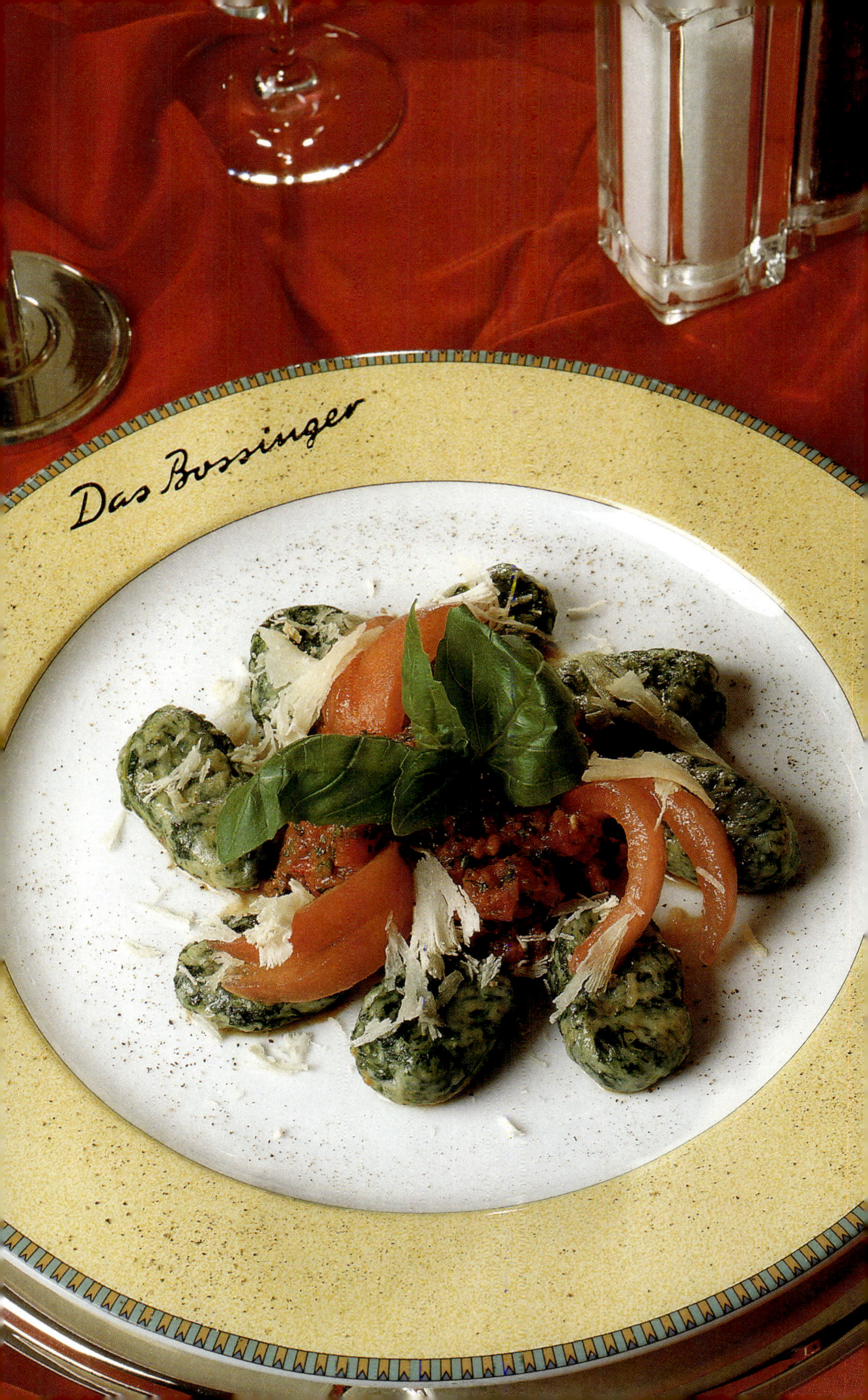
Das Bossinger

Apfel-Linsen-Curry

Zutaten für 2 Personen:

120 g	*Linsen*
250 ml	*Wasser*
1 TL	*Gemüsebrühe (Pulver)*
1	*Zwiebel (40 g)*
1	*Knoblauchzehe*
2 große	*säuerliche Äpfel (300 g)*
2 TL	*Sonnenblumen- oder Sojaöl*
	Curry
	Koriander
	Kreuzkümmel
	Jodsalz
125 ml	*süße Sahne, 10 % Fett*
etwas	*Essig (nach Belieben)*
1 Beet	*Kresse*

dazu: *Salat und Vollkornbrötchen*

- Linsen in einem Sieb abspülen, mit Wasser und Gemüsebrühe kalt aufsetzen und zum Kochen bringen. Bei kleiner Hitze etwa 40–45 Minuten kochen, eventuell noch etwas quellen lassen.
- Zwiebel schälen und würfeln. Knoblauchzehe abziehen und zerdrücken. Äpfel schälen, entkernen, vierteln und in kleine Scheiben schneiden.
- In einer großen Pfanne oder einem flachen Topf Zwiebeln, Knoblauch und Apfelscheiben in heißem Öl glasig dünsten. Die gegarten Linsen mit der Flüssigkeit hinzugeben. Mit Curry, Koriander und Kreuzkümmel würzen. Sahne hinzufügen und bei starker Hitze so weit einkochen lassen, bis die Flüssigkeit fast verdampft ist.
- Kräftig mit Jodsalz abschmecken. Wer mag, gibt noch etwas Essig dazu. Mit Kresse bestreuen und servieren.

Pro Portion: 435 kcal, 1810 kJ, 17 g EW, 13 g F, 67 g KH

Petersilien-Zucchini-Nudeln

Zutaten für 2 Personen:

200 g	*Hartweizenspaghetti*
2 l	*Wasser*
	Jodsalz
1–2 Tr.	*Öl*
	Pfeffer, frisch gemahlen
500 g	*Zucchini*
1	*Zwiebel*
2 EL	*Olivenöl (20 g)*
1–2	*Knoblauchzehen*
1 TL	*Kräuter der Provence*
1/4 Tasse	*Gemüsebrühe (nach Belieben)*
	Jodsalz
2 Bund	*glatte Petersilie, gehackt*
etwas	*Zitronensaft*
50 g	*Parmesan, gerieben*

dazu: *Salat*

- Spaghetti im leicht gesalzenen Wasser mit ein bis zwei Tropfen Öl nach Packungsanweisung bissfest garen. Auf ein Sieb geben und mit kaltem Wasser abbrausen.
- Zucchini putzen, waschen und in Scheiben schneiden. Geschälte Zwiebel in feine Würfel schneiden und im heißen Olivenöl in einer großen Pfanne glasig dünsten.
- Zucchini dazugeben, mit den geschälten, zerdrückten Knoblauchzehen und den Kräutern der Provence würzen und kräftig anschmoren. Zugedeckt etwa 5–10 Minuten dünsten. Falls nötig, etwas Brühe zugeben. Kräftig abschmecken und salzen.
- Zucchinigemüse und Nudeln mischen, die gehackte Petersilie und etwas Zitronensaft zugeben und sofort servieren. Am Tisch mit geriebenem Parmesan bestreuen.

Pro Portion: 586 kcal, 2486 kJ, 25 g EW, 19 g F, 78 g KH

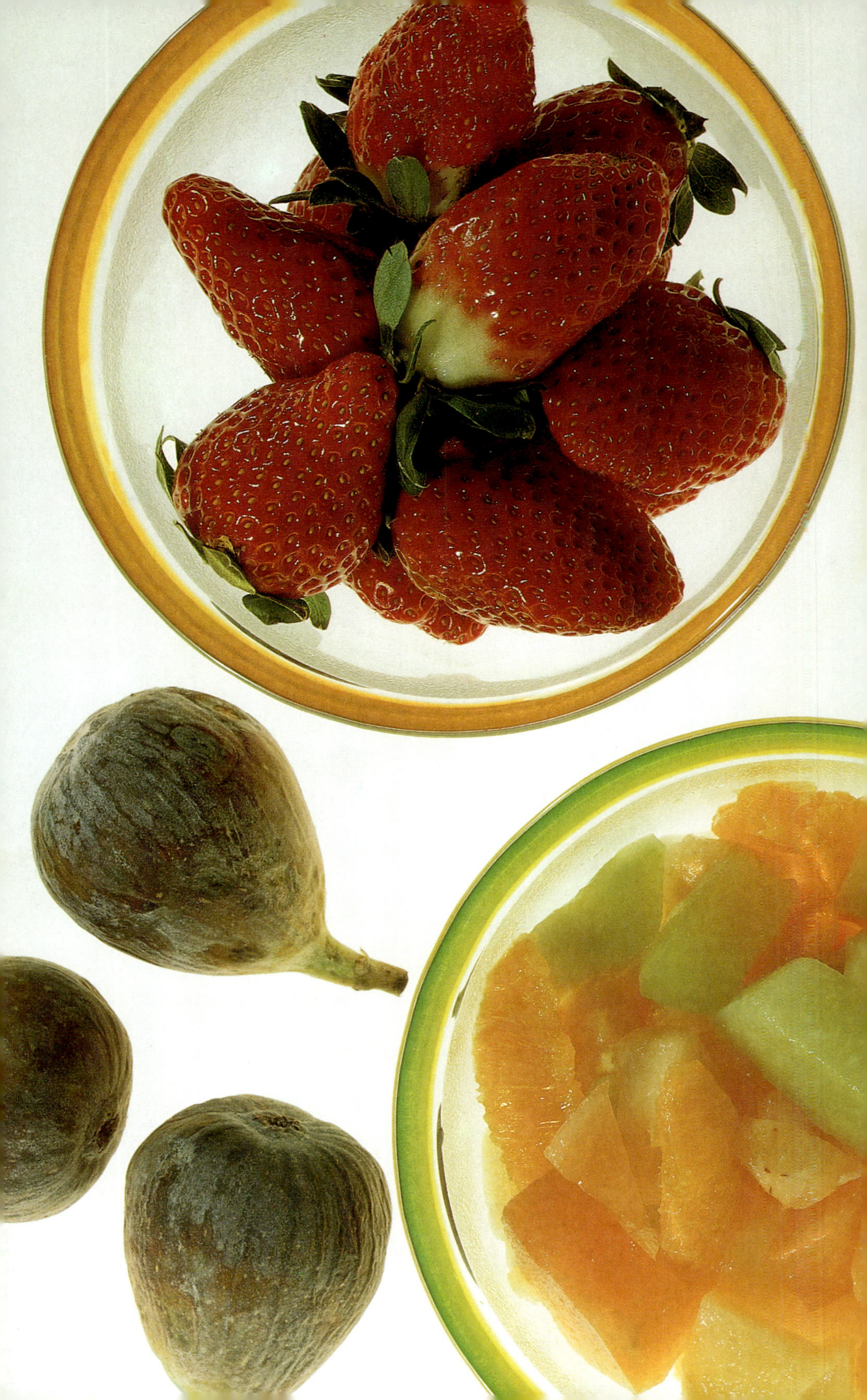

Kuchen, Desserts, Getränke

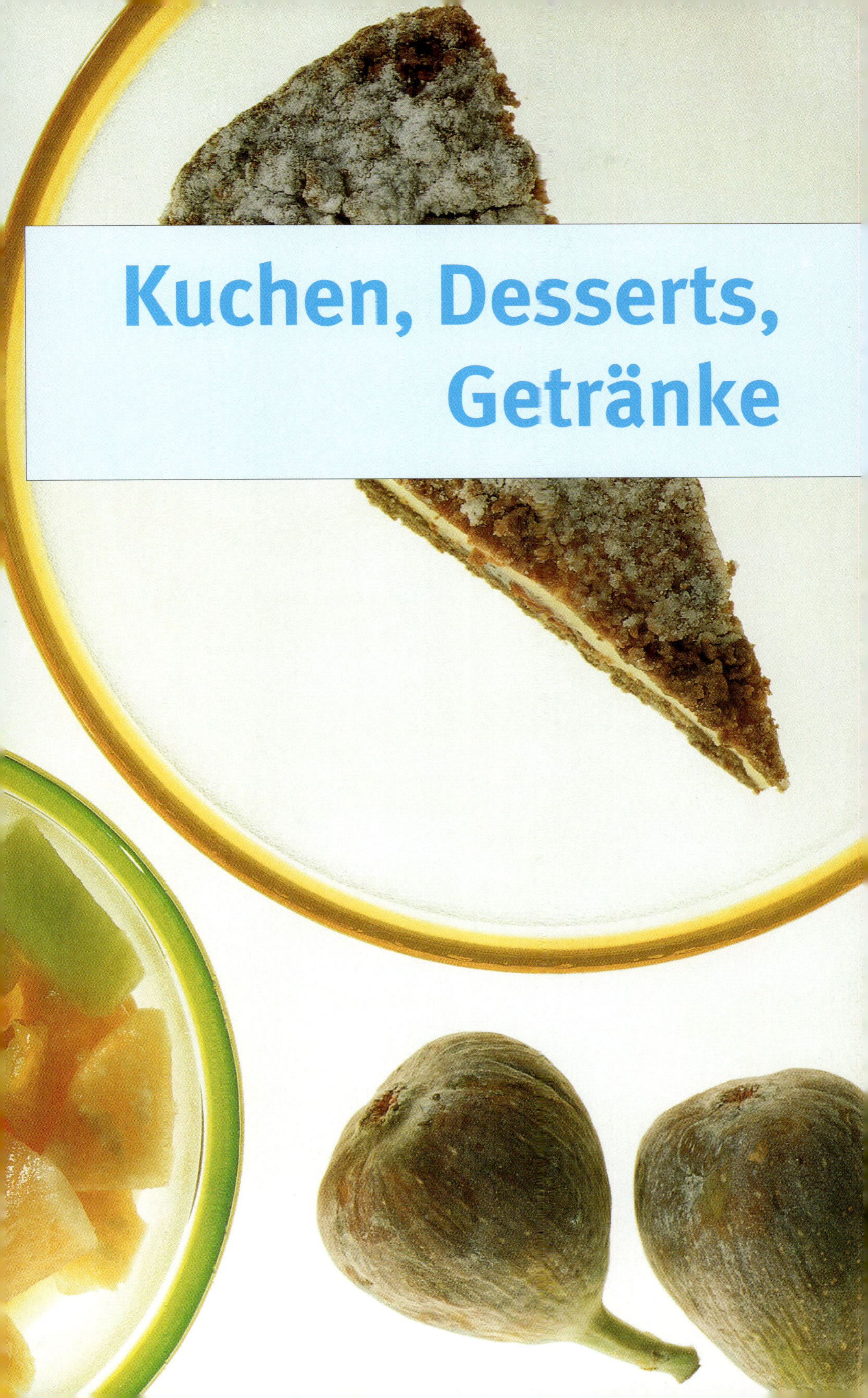

Grundrezept Quarkölteig

Zutaten:

300 g	*Mehl*
2 TL	*Backpulver*
150 g	*trockener Magerquark*
6 EL	*fettarme Milch*
6 EL	*Öl (geschmacksneutral)*
75 g	*Zucker*
2 TL	*Vanillezucker*
1 Prise	*Jodsalz*

- Quarkölteig lässt sich sowohl zu süßem als auch zu salzigem Gebäck anstelle von Mürbe- oder Hefeteig verwenden.
  Bei der Zubereitung des Quarkölteiges sind folgende Regeln zu beachten:
- Der verwendete Quark muss frisch und möglichst trocken sein. Ist er zu feucht, kann er in einem sauberen Küchenhandtuch ausgedrückt werden oder man lässt die im Rezept angegebene Milch fort.
- Mehl mit dem Backpulver vermischen. Die übrigen Zutaten mit der Hälfte des Mehlgemisches verrühren, das restliche Mehl unterkneten. Nicht länger als zum Vermischen notwendig kneten! Bei Verwendung der Küchenmaschine können alle Zutaten sofort mit dem Knethaken verarbeitet werden.
- Nach der Zubereitung sofort ausrollen und weiter verarbeiten. Der fertige Teig lässt sich sehr gut einfrieren.
- Teig bei 175–195 °C, im Heißluftherd bei ca. 160 °C oder im Gasherd bei Stufe 3–4 backen.
- Quarkölteig sollte möglichst frisch serviert werden.

Pro Rezept: 2014 kcal, 8478 kJ, 51 g EW, 64 g F, 308 g KH

Apfelkuchen vom Blech

Zutaten für 20 Stücke:

1	*Grundrezept Quarkölteig*
2 kg	*Boskop-Äpfel*
	Zitronensaft
2 EL	*Sonnenblumen- oder Diätmargarine*
	Rosinen, gemahlene Haselnüsse nach Belieben
75 g	*Zucker*
	Zimt

- Quarkölteig herstellen (siehe Grundrezept) und ausrollen. Ein Backblech mit Backpapier auslegen und den Ofen auf 200 °C vorheizen.
- Äpfel waschen, putzen, entkernen und in dünne Spalten schneiden. Mit Zitronensaft beträufeln.
- Teig auf das Backblech legen, die Ränder hochziehen und schuppenartig mit den Apfelspalten belegen. Nach Geschmack mit Rosinen und Nüssen bestreuen. Margarine schmelzen und die Äpfel damit bestreichen. Bei 200 °C (oder Heißluft 170 °C) etwa 35 Minuten backen.
- Zucker mit Zimt mischen, den noch heißen Kuchen damit bestreuen und in 20 Stücke schneiden. Schmeckt lauwarm am besten.

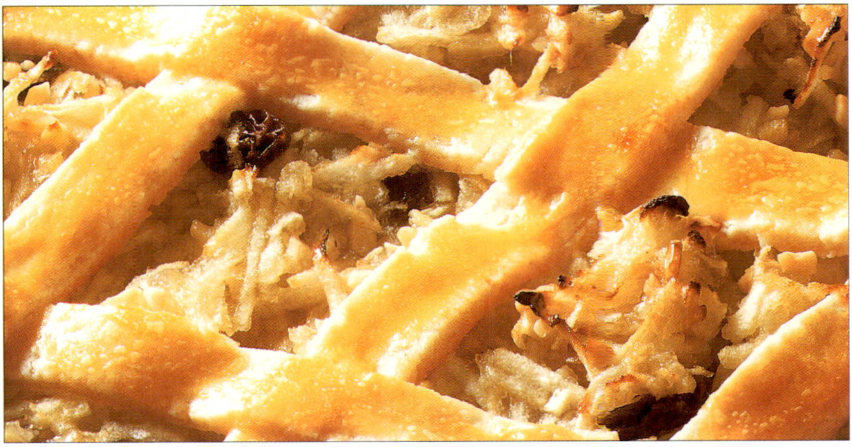

Pro Stück: 162 kcal, 682 kJ, 3 g EW, 5 g F, 27 g KH

Kranzkuchen mit Nussfüllung

Zutaten für 4 Personen (12 Stücke):

1	*Grundrezept Quarkölteig (siehe Seite 120)*
200 g	*Marzipanrohmasse*
1/8 l	*fettarme Milch*
	etwas Rumaroma
250 g	*Sultaninen, ungeschwefelt*
200 g	*gehackte Nüsse (Hasel- oder Walnüsse)*
2–3 EL	*fettarme Milch (30 g) zum Bestreichen*

Glasur:

200 g	*Puderzucker*
2–3 EL	*Zitronensaft*
1 EL	*heißes Wasser*

- Grundrezept Quarkölteig herstellen und den Teig auf einer bemehlten Fläche zu einem Rechteck ausrollen. Marzipanmasse mit Milch und Rumaroma cremig rühren, dann auf den Teig streichen.
- Sultaninen und gehackte Nüsse gleichmäßig darüber streuen. Teig von der längeren Seite her aufrollen und zu einem Kranz formen. Kranz mit der Milch bestreichen und auf ein mit Backpapier ausgelegtes Blech setzen.
- Im vorgeheizten Backofen bei 190–200 °C 30–35 Minuten (mittlere Einschubleiste) backen, bei Nachhitze noch mal 5 Minuten.
- Für die Glasur den Puderzucker mit Zitronensaft und heißem Wasser verrühren und den noch warmen Kranzkuchen damit bepinseln.
- Ergibt 12 Stücke.

Pro Stück: 487 kcal, 2043 kJ, 9 g EW, 20 g F, 68 g KH

Vollkornkirschkuchen

Zutaten für 1 Blech:

500 g	*Weizenvollkornmehl*
150 g	*Zucker*
1 Prise	*Jodsalz*
250 g	*Sonnenblumen- oder Diätmargarine*
1	*Ei*
1 Päckchen	*Backpulver*
3 Gläser	*Sauerkirschen (à 370 g Einwaage) oder 1,5 kg Sauerkirschen oder 1,5 kg Zwetschgen als frisches Obst*
	Zimt
1 EL	*Puderzucker*

- Sauerkirschen auf ein großes Sieb bzw. Durchschlag geben und gut abtropfen lassen. Backblech mit Backpapier auslegen. Backofen auf 200 °C vorheizen.
- Aus Weizenvollkornmehl, Zucker, 1 Prise Jodsalz, Sonnenblumenmargarine (sollte sehr kalt sein), Ei und Backpulver Krümel bzw. Streusel herstellen. Die Hälfte auf das vorbereitete Backblech geben und mit der Hand festdrücken, dass ein gleichmäßiger Teigboden entsteht.
- Die abgetropften Sauerkirschen darauf verteilen. Zum Schluss die restlichen Krümel darüber geben. Nach Geschmack mit etwas Zimt bestreuen.
- Im Backofen auf der mittleren Schiene bei 180 bis 200 °C etwa 40 Minuten backen. Nach dem Abkühlen in 20 Stücke schneiden und leicht mit Puderzucker bestäuben.

Pro Stück: 250 kcal, 1045 kJ, 4 g EW, 11 g F, 34 g KH

Hirseauflauf

Zutaten für 4 Personen:

100 g	*Hirse*
1/2 l	*fettarme Milch*
1 Prise	*Jodsalz*
1 Prise	*Zucker*
1	*Naturorange (ungespritzt)*
1	*Ei*
1 EL	*Diät- oder Sonnenblumen-margarine (10 g)*
2 El	*flüssiger Honig (20 g)*
2 EL	*Nüsse, gehackt (20 g)*
2 EL	*Rosinen (20 g)*
2	*Vollkornzwiebäcke*

dazu: *Kompott*

- Hirse mit der Milch, Jodsalz, Zucker und der abgeriebenen Orangenschale zum Kochen bringen. Bei kleiner Hitze etwa 15 Minuten langsam garen. Ausquellen und abkühlen lassen. Backofen vorheizen.
- Eigelb vom Eiweiß trennen. Eigelb mit Margarine und Honig schaumig rühren. Mit den gehackten Nüssen und den Rosinen unter den abgekühlten Hirsebrei geben.
- Eiweiß steif schlagen und vorsichtig unter die Masse geben. In eine gefettete Auflaufform füllen und mit den zerbröselten Vollkornzwiebäcken bestreuen. Im Backofen auf der mittleren Schiene bei 200 °C etwa 20 Minuten backen.

Pro Portion: 271 kcal, 1135 kJ, 11 g EW, 10 g F, 32 g KH

Aprikosen-Quark-Auflauf

Zutaten für 2 Personen:

100 g	*getrocknete Aprikosen*
1	*Ei*
200 g	*Magerquark (1,5 % Fett)*
2 EL	*Zucker (20 g)*
1	*Vanillestange (Mark)*
1	*Naturzitrone (oder -orange) (ungespritzt)*
etwas	*Zitronen- oder Orangensaft (nach Belieben)*
1 Prise	*Jodsalz*
50 g	*Grieß*

- Die Aprikosen über Nacht in lauwarmem Wasser einweichen. Im Einweichwasser 10–15 Minuten weich dünsten.
- Eigelb vom Eiweiß trennen. Quark, Eigelb, Zucker, ausgekratztes Mark der Vanillestange, abgeriebene Zitronenschale (Orangenschale) und das Jodsalz gut verrühren. Eventuell noch etwas Zitronen- bzw. Orangensaft hinzufügen. Backofen vorheizen.
- Grieß zur schaumig gerührten Quarkmasse geben und eventuell noch etwas quellen lassen. Eiweiß zu steifem Schnee schlagen und vorsichtig unter die Masse heben.
- Eine kleine, feuerfeste Form ausfetten. Quarkmasse und die gedünsteten Aprikosen schichtweise einfüllen und bei 175–200 °C etwa 30 Minuten backen.

Pro Portion: 389 kcal, 1629 kJ, 22 g EW, 4 g F, 58 g KH

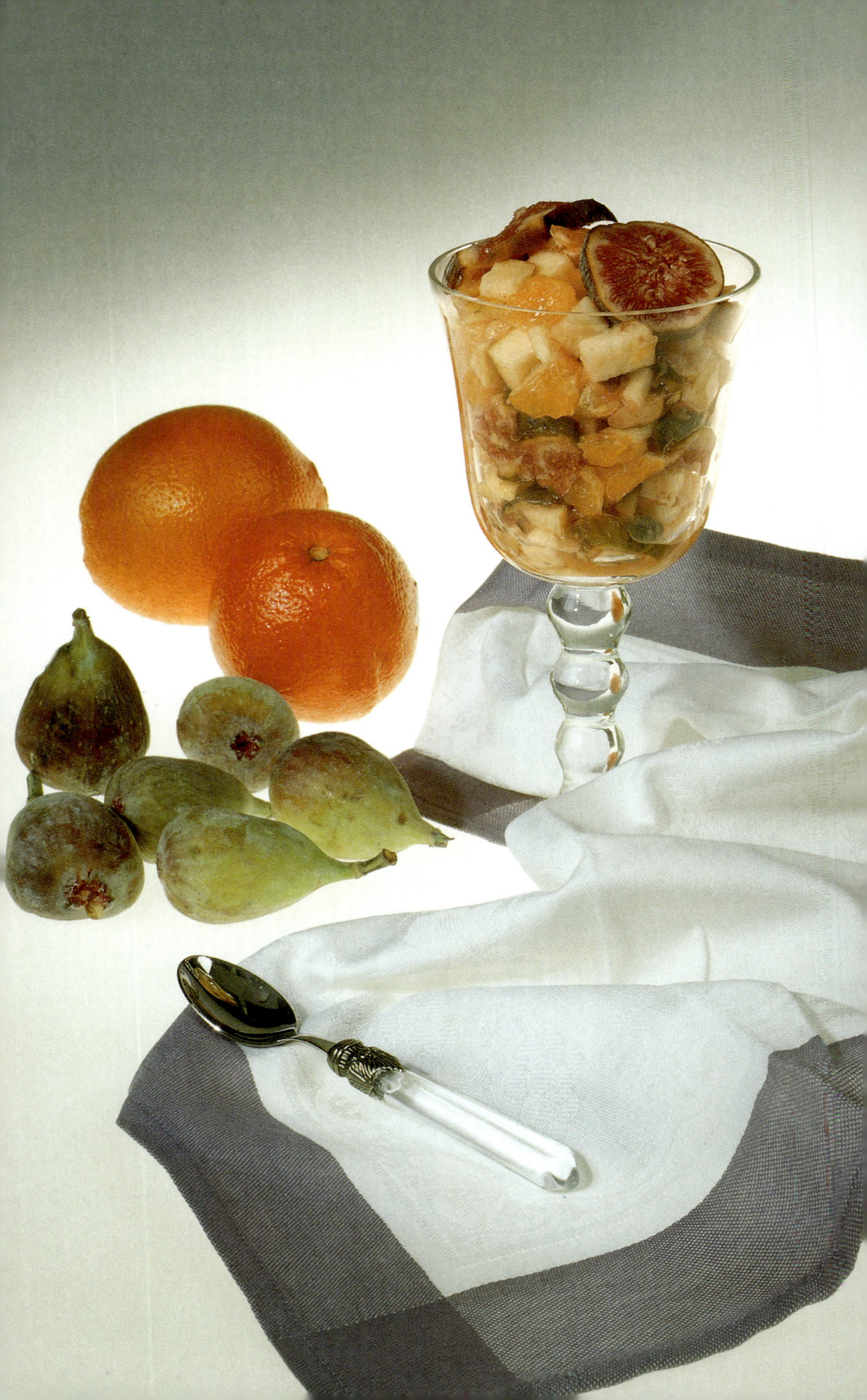

Obstsalat mit Feigen

Zutaten für 2 Personen:

1	Apfel (150 g)
1	Apfelsine (150 g)
8	Feigen (60 g)
3 EL	gehackte Walnusskerne (30 g)
	Zitronensaft
2 TL	Akazienhonig (10 g)

- Apfel gründlich waschen, vierteln, entkernen und mit der Schale klein schneiden.
- Apfelsine schälen und in Stücke schneiden.
- Feigen klein schneiden. Alle Zutaten mischen und mit Zitronensaft und Honig abschmecken.
- Wer Feigen nicht mag, kann auch stattdessen Bananen, Weintrauben oder Birnen für den Obstsalat nehmen.

Pro Portion: 205 kcal, 853 kJ, 4 g EW, 10 g F, 24 g KH

Süßer Beerentraum

Zutaten für 2 Personen:

300 g	*Erdbeeren oder Tiefkühlbeeren*
150 g	*Magerquark*
1 Tasse	*Orangensaft*
	Orangenschale, unbehandelt
1 EL	*Zucker (10 g)*
	Mark einer Vanilleschote

- Erdbeeren waschen, putzen, halbieren und auf 2 Tellern anrichten. Tk-Beeren (besonders gut schmecken Erd- oder Himbeeren) vor dem Anrichten nicht ganz auftauen lassen, austretenden Fruchtsaft für die Quarkspeise verwenden.
- Quark mit Orangensaft cremig rühren, mit geriebener Orangenschale würzen.
- Die Quarkspeise mit Zucker und Vanillemark abschmecken und über die Früchte geben.
- Tipp: Besonders gut schmeckt's, wenn Sie noch einen Teelöffel Orangenlikör nehmen.

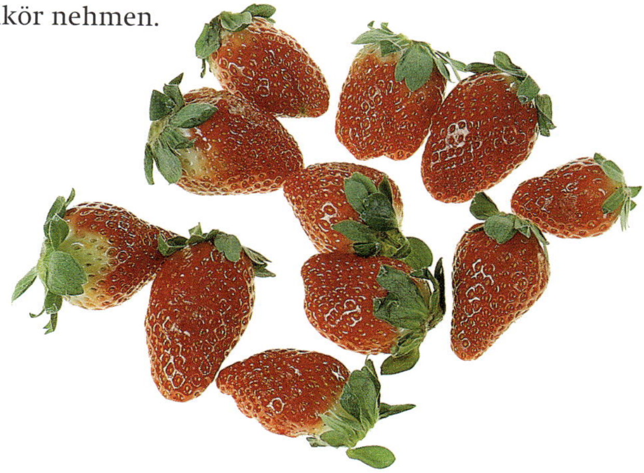

Pro Portion: 120 kcal, 505 kJ, 11 g EW, 1 g F, 16 g KH

Joghurt-Brombeer-Speise

Zutaten für 4 Personen:

6 Blatt	*weiße Gelatine*
3 Becher	*fettarmer Joghurt à 150 g*
600 g	*Brombeeren (frisch oder tiefgefroren; einige Beeren zum Garnieren beiseite legen)*
100 g	*Zucker*
3 EL	*Zitronensaft*
3	*Eiweiß*
1/8 l	*Schlagsahne (30 % Fett)*

- Gelatine in kaltem Wasser einweichen. Joghurt abtropfen lassen. Brombeeren durch ein Sieb streichen oder pürieren und mit dem Zucker in einer Schüssel kräftig verdrücken.
- Gelatine tropfnass in einen Topf geben, bei kleiner Hitze auflösen (nicht kochen lassen) und gleichmäßig unter das Brombeerpüree rühren. Dann Joghurt und Zitronensaft unterrühren.
- Eiweiß zu sehr steifem Schnee schlagen und mit einem Schneebesen unter die Brombeercreme ziehen. Die Speise in eine Glasschüssel füllen und etwa 1 Stunde in den Kühlschrank stellen.
- Vor dem Servieren die Sahne steif schlagen, in einen Spritzbeutel füllen und die Brombeerspeise damit verzieren. Mit Brombeeren garnieren.

Pro Portion: 326 kcal, 1370 kJ, 8 g EW, 13 g F, 42 g KH

Quark-Krokant-Becher

Zutaten für 2 Personen:

150 g	*Weintrauben, möglichst kernlos*
1/2 Becher	*fettarmer Joghurt (75 g)*
100 g	*Magerquark*
	Zitronensaft nach Geschmack
2 TL	*Honig (10 g)*
	Vanillemark
3 EL	*kernige Haferflocken (30 g)*
1/2 TL	*Öl*
1 TL	*Sesam oder Sonnenblumenkerne*
1/2 TL	*Zucker*

- Weintrauben waschen, halbieren, falls nötig entkernen. Joghurt mit Quark, Zitronensaft, Honig und Vanillemark verrühren.
- Haferflocken unter ständigem Rühren in der heißen, mit Öl ausgepinselten Pfanne goldgelb rösten, Kerne dazugeben. Mit etwas Zucker bestreuen und kurz weiterrösten.
- In Schälchen oder Gläser schichtweise Weintrauben, abgeschmeckte Quarkmasse und geröstete Haferflocken mit Kernen geben.
- Der Quark-Krokant-Becher schmeckt auch mit anderen Früchten.

Pro Portion: 207 kcal, 877 kJ, 11 g EW, 5 g F, 31 g KH

Limetten-Quark-Flammeri

Zutaten für 2 Personen:

1/8 l	*fettarme Milch*
2 EL	*Zucker (20 g)*
1 Prise	*Jodsalz*
1 EL	*Vanillepuddingpulver (10 g)*
100 g	*Magerquark*
	Limettensaft (oder Zitronensaft) nach Geschmack

- Milch mit Zucker und der Prise Jodsalz aufkochen lassen. Inzwischen Vanillepuddingpulver mit etwas Wasser anrühren und in die aufgekochte Milch rühren. Nochmals kurz aufkochen lassen.
- Flammeri in eine Schüssel mit kaltem Wasser stellen, um ihn schnell abzukühlen.
- Sobald der Flammeri fest zu werden beginnt, den Quark löffelweise unterrühren und mit Limetten- oder Zitronensaft abschmecken.
- In 2 Portionsschälchen füllen.

Pro Portion: 150 kcal, 615 kJ, 12 g EW, 2 g F, 16 g KH

Quarkspeise

Zutaten für 2 Personen:

150 g	*Magerquark*
50 g	*fettarme Milch, 1,5 % Fett*
etwas	*Mineralwasser (nach Belieben)*
4 TL	*Vanillezucker (20 g)*
5 EL *100 g*	*Tk.-Beerenfrüchte (100 g) oder* *frisches Obst*
1 EL	*Kürbiskerne (10 g)*

- Quark, Milch, Vanillezucker und Obst miteinander verrühren und wenn nötig mit Mineralwasser strecken. Zum Schluss Kürbiskerne über die Quarkspeise streuen.
- Besonders gut schmeckt die Quarkspeise mit reifen Bananen, Himbeeren oder Erdbeeren (frisch oder Tk.-Ware). Wenn der Früchtequark vor dem Servieren einige Zeit durchziehen kann, kommt das Aroma der Früchte noch besser zur Geltung.
- Tipp: Quark zusätzlich mit etwas Zitronensaft würzen, wenn er zu „flach“ schmeckt.

Pro Portion: 153 kcal, 643 kJ, 12 g EW, 4 g F, 17 g KH

Rotes Buttermilch-Gelee

Zutaten für 2 Personen:

250 ml	*Buttermilch*
40 g	*Zucker*
1 TL	*Vanillezucker (5 g)*
3 Blatt	*rote Gelatine*
1	*Naturzitrone*
dazu:	*Vanillesauce oder Vanillemilch*

- Buttermilch, Zucker und Vanillezucker verrühren, bis der Zucker aufgelöst ist. Schale der Zitrone abreiben und hinzufügen.
- Gelatineblätter nach Vorschrift einweichen und im Wasserbad gut auflösen, am besten in einer großen Tasse. Nicht kochen!
- Nach und nach esslöffelweise etwas Buttermilch in die heiße Gelatine rühren, bis sie nur noch warm ist. Dann die Gelatinemischung mit der kalten Buttermilch verrühren. In eine Schüssel oder 2 Schälchen füllen und kalt stellen.

Pro Portion: 136 kcal, 577 kJ, 4 g EW, 1 g F, 27 g KH

Zimtbuttermilch

Zutaten für 2 Personen:

200 ml	*Buttermilch*
200 ml	*Pflaumensaft*
	Zimtpulver
	Zitronensaft

- Buttermilch und Pflaumensaft kräftig verrühren. Nach Belieben mit Zimt und Zitronensaft abschmecken. Auf 2 Gläser verteilen.

Pro Portion: 93 kcal, 393 kJ, 4 g EW, 0 g F, 16 g KH

Sanddorn-Mix

Zutaten für 2 Personen:

150 ml	*Buttermilch*
150 ml	*fettarme Milch*
2 EL	*Sanddornsaft*
1 Spritzer	*Zitronensaft (nach Belieben)*

- Buttermilch, Milch und Sanddornsaft kräftig verrühren oder mixen Nach Belieben mit Zitronensaft abschmecken und gekühlt auf 2 Gläser verteilen.

Pro Portion: 72 kcal, 302 kJ, 5 g EW, 2 g F, 7 g KH

Kräuterkefir

Zutaten für 2 Personen:

250 g	*Kefir aus fettarmer Milch*
je 1 EL	*gehackter Schnittlauch und Petersilie (oder Dill)*
	Zitronensaft
1 Prise	*Jodsalz*
1 Prise	*Zucker*
	Knoblauchpulver (nach Belieben)
	weißer Pfeffer
1 Spritzer	*Worcestersauce*

- Kefir mit den fein gehackten Kräutern und den übrigen Zutaten verrühren und abschmecken.
- In 2 Gläser füllen und kalt servieren.

Pro Portion: 55 kcal, 229 kJ, 4 g EW, 2 g F, 5 g KH

Kalziumreiche Lebensmittel

Rund $^1/_4$ der für Erwachsene (Männer und Frauen von 25 bis unter 51 Jahre) empfohlenen Tagesmenge an Kalzium ist enthalten in:

Portionsgröße	Lebensmittel	Kalziumgehalt in mg pro Portion	Kalziumgehalt in mg bezogen auf 100 g Lebensmittel *
Milch			
250 g	Buttermilch	273	109
200 g	Joghurt (1,5 % Fett)	246	123
200 g	fettarme Milch (1,5 % Fett)	240	120
Käse			
30 g	Parmesan (35 % F. i. Tr.)	387	1290
30 g	Emmentaler (45 % F. i. Tr.)	306	1020
30 g	Tilsiter (45 % F. i. Tr.)	257	858
30 g	Gouda (45 % F. i. Tr.)	246	820
30 g	Chester (50 % F. i. Tr.)	243	810
30 g	Edamer (40 % F. i. Tr.)	238	793
Gemüse			
200 g	Grünkohl	424	212
200 g	Spinat	252	126
200 g	Brokkoli	210	105
Samen			
20 g	Mohn (3 EL)	292	1460
30 g	Sesam, getrocknet (3 EL)	235	783

* verzehrbarer Anteil

Vitamin-C-reiche Lebensmittel

Rund 1/4 der für Erwachsene (Männer und Frauen von 25 bis unter 51 Jahre) empfohlenen Tagesmenge an Vitamin C ist enthalten in:

Portions-größe	Lebensmittel	Vitamin-C-Gehalt in mg pro Portion	Vitamin-C-Gehalt in mg bezogen auf 100 g Lebensmittel*
Gemüse			
200 g	Paprika	278	139
200 g	Brokkoli	228	114
200 g	Rosenkohl	228	114
200 g	Grünkohl	210	105
200 g	Fenchel	186	93
200 g	Blumenkohl	146	73
200 g	Kohlrabi	126	63
200 g	Spinat	104	52
200 g	Rotkohl	100	50
200 g	Weißkohl	92	46
200 g	Wirsing	90	45
200 g	Chinakohl	72	36
200 g	Erbsen, grün	72	36
200 g	Zuckererbsen	66	33
200 g	Kohlrübe (Steckrübe)	66	33
200 g	Porree (Lauch)	60	30
200 g	Tomate	48	24
250 g	Kartoffeln	43	17
200 g	Spargel	42	21
200 g	Bohnen, grün	40	20
75 g	Feldsalat	26	35
Obst			
150 g	Johannisbeeren, schwarz	266	177
150 g	Erdbeeren	96	64
150 g	Apfelsine	75	50
150 g	Grapefruit	66	44
150 g	Johannisbeeren, rot	54	36
150 g	Strachelbeeren	53	35
150 g	Zuckermelone	48	32
150 g	Himbeeren	38	25
50 g	Kiwi	36	71
150 g	Ananas, frisch	29	19

* verzehrbarer Anteil

Besonders reiche Carotin-Quellen*

Lebensmittel (verzehrbarer Anteil)	Carotin-Gehalt
Gemüse für Frischkost	
(1 Portion = 10 g)	
Petersilie	0,73 mg
(1 Portion = 50 g)	
Brunnenkresse	1,34 mg
Chicoree	0,65 mg
Endivie	0,57 mg
Feldsalat	1,95 mg
Gartenkresse	1,10 mg
Kopfsalat	0,40 mg
Löwenzahn	3,95 mg
Mangold	1,77 mg
Spinat	2,10 mg
(1 Portion = 100 g)	
Paprikaschote	0,20 mg
Tomate	0,82 mg
Gemüse zum Garen	
(1 Portion = 200 g)	
Bohnen, grün	0,66 mg
Broccoli	3,80 mg
Chicoree	2,60 mg
Fenchel	9,40 mg
grüne Erbsen	0,76 mg
Grünkohl	8,20 mg
Kohlrabi	0,40 mg
Kürbis	3,92 mg
Mangold	7,06 mg
Möhre	24,00 mg
Paprikaschote	0,40 mg
Porree	0,66 mg
Portulak	2,12 mg
Rosenkohl	0,80 mg
Spinat	8,40 mg
Tomate	1,64 mg
Zucchini	0,70 mg

* Lebensmittel, durch die mit einer Portion mind. 10 % der von der DGE als wirksam angesehenen mittleren Tagesdosis erreicht werden. Orientiert an 2 mg/Tag.

Besonders reiche Carotin-Quellen* (Forts.)

Lebensmittel (verzehrbarer Anteil)	**Carotin-Gehalt**
Hülsenfrüchte	
(1 Portion = 75 g)	
Sojabohne	0,29 mg
weiße Bohne	0,30 mg
Obst	
(1 Portion = 50 g)	
Aprikose, getrocknet	2,31 mg
Hagebutte	2,40 mg
Pflaume, getrocknet	0,34 mg
Sanddornbeeren	0,75 mg
Vogelbeere	1,23 mg
(1 Portion = 200 g)	
Aprikose	3,58 mg
Banane	0,46 mg
Brombeeren	0,54 mg
Guave	0,44 mg
Honigmelone	3,50 mg
Kaki, chin. Quitte	3,20 mg
Kapstachelbeere	1,80 mg
Kirsche, sauer	0,60 mg
Kiwi	0,74 mg
Kumquat	0,42 mg
Loquat	1,60 mg
Mandarine	0,68 mg
Mango	5,54 mg
Mirabelle	0,42 mg
Papaya	1,12 mg
Passionsfrucht	0,40 mg
Pfirsich	0,88 mg
Pflaume	0,42 mg

* Lebensmittel, durch die mit einer Portion mind. 10 % der von der DGE als wirksam angesehenen mittleren Tagesdosis erreicht werden. Orientiert an 2 mg/Tag.

Besonders reiche Vitamin-E-Quellen*

Lebensmittel (verzehrbarer Anteil)	**kcal pro Portion**	**% der empfohlenen Tageszufuhr**
Öle (1 Portion = 10 g)		
Baumwollsamenöl	90	43
Erdnussöl	90	21
Maiskeimöl	90	26
Safloröl (Distelöl)	90	24
Sojaöl	90	24
Sonnenblumenöl	90	42
Walnussöl	90	33
Weizenkeimöl	90	133
Geflügel (1 Portion = 100 g)		
Truthahn (ausgewachsen)	212	21
Hülsenfrüchte (1 Portion = 75 g)		
Sojabohnen	340	83
Samen und Nüsse (1 Portion = 10 g)		
Haselnüsse	64	23
Mandeln	60	21
Leinsamen, ungeschält	44	48
Gemüse für Frischkost (1 Portion = 100 g)		
Paprikafrüchte	20	26
Wirsing	32	21
Gemüse zum Garen (1 Portion = 200 g)		
Knollensellerie	44	43
Paprikafrüchte	40	52
Porree (Lauch), Knolle	52	33
Schwarzwurzeln	28	100
Spargel	12	35
Wirsing	64	42
Obst (1 Portion = 100 g)		
Avocado	223	25
(1 Portion = 200 g)		
Brombeeren	98	45
Himbeeren, frisch	64	75
tiefgefroren	62	75

* Lebensmittel, durch die mit einer Portion mind. 20 % der DGE-Empfehlungen erreicht werden (orientiert an der Empfehlung für Erwachsene: 12 mg pro Tag)

Arachidonsäuregehalt
in ausgewählten Lebensmitteln

Lebensmittel	Arachidonsäure (mg/100 g)
Milch und Milchprodukte	
Kuhmilch (3,5 % Fett)	4
Kuhmilch (1,5 % Fett)	2
Molke, süß	0
Speisequark (20 % Fett i. Tr.)	5
Speisequark, mager	0
Camembert	34
Eier	
Hühnerei (Gesamtei)	70
Eigelb	297
Fette und Öle	
Schweineschmalz	1700
Diätmargarine	0
Weizenkeimöl	0
Fleisch und Fleischprodukte	
Schweineleber	870
Leberwurst	230
Schweinefleisch (Muskel)	120
Rindfleisch (Muskel)	70
Huhn	120
Kalbfleisch	53
Gemüse, Kartoffeln, Nüsse	0
Sojaprodukte	0
Obst	0

DGE-Empfehlungen für vollwertige Ernährung

(modifiziert für Rheumakranke)

Lebensmittel	Verzehrsempfehlungen
Gruppe 1: Getreide, Getreideprodukte und Kartoffeln	Täglich 5–7 Scheiben Brot (ca. 200–350 g) und 1 Portion Reis oder Nudeln (roh ca. 75–90 g, gekocht 200–250 g) oder 1 Portion Kartoffeln (ca. 250–300 g = 4 mittelgroße)
Gruppe 2: Gemüse und Hülsenfrüchte	Täglich mindestens 1 Portion Gemüse (ca. 200 g) und 1 Portion Salat (ca. 75 g)
Gruppe 3: Obst	Täglich mindestens 1–2 Stück oder 1–2 Portionen Obst (ca. 200–250 g)
Gruppe 4: Getränke	Täglich $1^1/_2$ Liter Flüssigkeit, z. B. Wasser, Mineralwasser, ungesüßte Kräuter- und Früchtetees, verdünnte Obstsäfte sowie in Maßen Kaffee und schwarzer Tee
Gruppe 5: Milch und Milchprodukte	Täglich $^1/_4$ Liter fettarme Milch und 3 Scheiben Käse (ca. 90 g)
Gruppe 6: Fisch, Fleisch, Wurst und Eier	Wöchentlich 2–3 Portionen Seefisch (à 150 g) Höchstens 2-mal pro Woche 1 Portion Fleisch (max. 150 g) und 2-mal pro Woche Wurst (max. 50 g) Wöchentlich max. 1–2 Eier
Gruppe 7: Fette (Pflanzenmargarine oder -öle)	Täglich höchstens 40 g Streich- oder Kochfett, z. B. 2 Esslöffel Margarine und 1 Eßlöffel hochwertiges Pflanzenöl (Sonnenblumen-, Weizenkeim-, Maiskeim-, Soja-, Olivenöl)

Literatur

Adam, O.: Entzündungshemmende Ernährung bei rheumatischen Erkrankungen. In: Ernährungs-Umschau, 1994, Bd. 41, S. 222–225
Adam, O.: Rheuma und Ernährung. In: Akt Ernähr.-Med., 1995, Bd. 20, S. 180–184
Adam, O.: Omega-3-Fettsäuren – Wundermittel bei entzündlich-immunologischen Erkrankungen. In: Ernährungs-Umschau, 1997, Bd. 44 (Sonderheft), S. 46–50
Becker-Capeller, D.: Rheuma, Erkennen und Behandlung. Freiburg: Herder 1993
Biesalski H. K. u. a.: Ernährungsmedizin. Stuttgart: Thieme 1995
Brückle: Fibromyalgie, das unbekannte Rheuma. Urania 1997
Brunner, E.: Fettsäure-modifizierte Kostformen – gibt es doch eine Rheumadiät? In: Ernährung/Nutrition, 1996, Bd. 20, Nr. 6, S. 24–26
Deutsche Gesellschaft für Ernährung (DGE): Die Nährstoffe – Bausteine für Ihre Gesundheit. 1994
DGE: Empfehlungen für die Nährstoffzufuhr. Frankfurt/Main: Umschau 1995
DGE: Beratungsstandards, Richtlinien für die Ernährung bei bestimmten Erkrankungen. Frankfurt/Main: Umschau 1995
Efmadfa, I. u. a.: GU-Kompaß Nährwerte. Gräfe und Unzer, 1994/1995
Kasper, H.: Ernährungsmedizin und Diätetik. München: Urban & Schwarzenberg, 1996
Klippel, J. H., Dieppe, P A.: Rheumatology MOSBY 1994
Kuratorium Knochengesundheit e. V. (Hrsg.): Osteoporose Patientenratgeber. (ohne Jahrgang)
Noack, E., Pakdaman, A.: Natürliches Vitamin E in der modernen Rheumatologie. Köln: o. V. 1997
Nutriguide. Ernährungsinformations-System für PC (Software). Frankfurt/Main: Umschau, 1997

Adressen

Deutsche Rheuma-Liga Bundesverband e. V. (Hilfs- und Selbsthilfegemeinschaft für rheumakranke Menschen) Maximilianstraße 14, 53111 Bonn, Info-Tel. 0228/7667080
Deutsche Gesellschaft für Ernährung (DGE). Im Vogelsgesang 40, 60488 Frankfurt a. M., Tel. 069/9768030

Register